How to Break Bad News
A Guide for Health Care Professionals
Robert Buckman, M.D.

真実を伝える
コミュニケーション技術と精神的援助の指針

著　ロバート・バックマン
監訳　恒藤　暁　　大阪大学大学院 医学系研究科 緩和医療学 教授
訳　　前野　宏　　札幌医療生活協同組合 ホームケアクリニック札幌 院長
　　　平井　啓　　大阪大学コミュニケーションデザイン・センター 助教
　　　坂口幸弘　　関西学院大学 人間福祉学部人間科学科 准教授

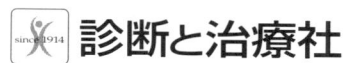
診断と治療社

HOW TO BREAK BAD NEWS: A Guide for Health Care Professionals by Dr. Robert Buckman: with contributions by Yvonne Kason
© Robert Buckman 1992
All rights reserved.

Japanese translation rights arranged
with Dr. Robert Buckman
c/o Westwood Creative Artists, Toronto, Canada
through Tuttle-Mori Agency, Inc. Tokyo

推薦のことば

日本緩和医療学会理事長
大阪大学人間科学部教授
淀川キリスト教病院名誉ホスピス長
柏木哲夫

「告知に関して、すばらしい本が出た」。本書を通読してそう感じた。「告知」を扱った書物は日本人の著者のものも、翻訳されたものも含めて、かなり多く出版されている。それらは二つに大別される。理論的なものと実際的なものである。前者は実際の臨床には役に立ちにくい。後者はどのような理論に基づいて書かれているのかわからず、著者のひとりよがりではないかと思えるものもある。

本書は「告知」に関する理論と実際を見事に統合しているという点で、これまでのものとは異なる。特に日常の臨床において、すぐに適用できるように、その記述はわかりやすく、具体的である。

著者が本書で特に強調しているのはコミュニケーションの重要性である。そしてそれを学ぶことが可能な技術として位置づけていることである。日本においても近年インフォームド・コンセント（IC）の重要性が叫ばれているが、私はICの真髄はICCとISCだと思っている。ICCとはInform、Communication、Consentのことである。すなわち、InformとConsentとの間にCommunicationが入る必要があると言うことである。ISCとはInform、Sharing、Consentである。

Communication不足はターミナルケアの場のみならず、日本の医療のすべての場において言えることである。医学教育の中でCommunicationにつ

いての教育があまりにもおろそかにされている。例えば人の話をよく聞く技術（Listening skills）を身につけていない医師があまりにも多すぎる。ICという考え方はよいのであるが、それを支えるCommunicationがしっかりなされなければ絵に描いた餅になってしまう。すなわち、Informし、十分に時間をとって質問に答え、患者の話もよく聞くようなCommunicationをとり、患者が十分納得してConsentをする（ICC）ということが大切なのである。

　告知においてもう一つ大切な概念は「悪い知らせを分かち合う」、すなわちshareすることである。Giving information（情報を提供すること）とSharing information（情報を分かち合うこと）とは違う。前者は一方的であり、後者は相互的である。ICという言葉には何か一方的な感じが付きまとう。情報（Information）を一方的に提供（Give）し、同意（Consent）を取り付けるというような感じである。IとCとの間に情報をShareするという意味でのSが入り「ISC」となった時に情報は一方的に与えられるものではなく、分かち合えるものになるのである。情報をShareすることは常に大切であるが、つらい情報、悪い情報（bad news）の場合は特に重要である。がんを告げる場合等は特にこの「ISC」という概念が大切になる。

　本書はこの二つの概念、CommunicationとSharingを理論的に、そして何よりも実際的にわかりやすく解説している。告知の困難さに困っている人に解決を与えてくれる書物である。訳も的確で読みやすい。医師、ナース、ソーシャルワーカー、宗教家など、告知に深く関わる人のみならず、この問題に関心を持つ一般の人にも読んでいただきたい好著である。

2000年1月

監訳者の序

　今日、情報開示やインフォームド・コンセントが盛んに叫ばれる時代となっています。医療従事者が、患者さんおよびそのご家族と十分にコミュニケーションを図りながら、患者さんの自己決定権を最大限に尊重することは、Quality of Life (QOL) の向上につながり非常に重要です。しかし、がん患者さんの遺族調査によると、遺族の方々が最も改善を望んでいたことは「医療従事者の患者および家族とのコミュニケーションであった」と報告されています。すべての医療従事者が、適切に真実を伝えることが可能となるコミュニケーション技術を身につけることが急務となってきていると思われます。

　本書は、臨床における実践を念頭に置きながら、非常に具体的に記述された"コミュニケーションの教科書"といっても良い程の素晴らしいものです。多数の国々で翻訳されており、コミュニケーションのバイブルと言っても過言ではありません。著者のRobert Buckman博士は、「悪い知らせを伝えることは、医療従事者の職務の重要な部分である。それは、学ぶことが可能な技術である。そして、多忙な臨床現場において利用することが可能である」と述べています。本書では、理解を助けるために著者が随所に工夫を凝らしています。各章に要約があり、巻末には付録として著者と患者役の女優とが6段階のアプローチに則った、具体的な面談での会話を記載しています。本文では、コミュニケーションの実践的な秘訣を47の基本原則として格言のように述べています。原文に興味のある方のために巻末に収録しました。さらに、ポイントや症例も多数盛り込まれており、多忙で十分に時間を割くことのできない医療従事者においては、各々を拾い読みするだけでも本書のエッセンスを理解することができるようになっています。しかし、コミュニケーション技術を向上させたいと心から願っている読者は、是非とも始めから終わりまでの全部を読んでいただきたいと願っています。

翻訳にあたっては訳者らが翻訳したものを基に、監訳者が原文と一文一文照らし合わせながら臨床の場面にふさわしい表現となるように心がけ、場合によっては原文の意を損ねない範囲で意訳しました。本書が、一人でも多くの医療従事者に活用され、患者さんおよびそのご家族とのコミュニケーションが向上することを強く願う次第です。

　最後に、本書の出版に至るまでお世話になった診断と治療社編集部の久次武司氏に心からの謝意を表します。

1999年12月

淀川キリスト教病院ホスピス長
恒藤　暁

偉大なるAlon Dembo医師と、インスピレーション豊かで忘れられない愛するEdward Joseph Kason氏の二人に本書を捧げる。

謝　辞

　本書の着想は医師や研究者、作家などの多くの人々の影響により発展してきた。トロント大学において「面談技術」講座（Interviewing Skills course）の中で「悪い知らせを伝える」講座（Breaking Bad News course）を教えていたYvonne Kason博士とは、編集の段階で一つ一つの項目について綿密に検討を重ねた。

　「悪い知らせを伝える」講座の始まりは、マンチェスター大学のPeter Maguire博士と共にビデオの脚本作りの中で、試みられ発展したものである。専門家としてMaguire博士の親切な意見がなければ、本書の執筆をあきらめていたかもしれない。また、多くの指導者達、特にEve Wiltshaw博士、Robin Skynner博士、Jane Dorsett氏から多くの実践的技術を学んだ。洞察力の指針となる方々がおられ、彼らと私との見解の一致を認めた。特に臨床分野ではEric Cassell博士、研究分野ではDouglas Maynard博士がそうであった。お二人には、本稿を校閲していただき、かつ建設的なご意見を頂いた。更にBrian Doan博士にも貴重な情報をいただいた。関連事項を扱っている論文や書籍については、本文において繰り返し述べることをせず章の末尾に参考文献として強調した。

　私が教えていたと思われているが、患者さんにはむしろ私自身が教えられていた。これらの多くの患者さんとそのご家族、University of Toronto Pressの沈着冷静なIan Montagnes氏、何が必要かを私自身がわからなかった時でさえ、文献のコピーや参考文献、文献検索を提供して下さったPeggy Kee氏、いつでもどこでも執筆を可能とし書けないことの言い訳をしないようにしてくれたシャープのノート型パソコンの発明者、そして最

後の土壇場で助けて下さったマイクロソフト社のAnne Gardner氏（彼女がいなければ文字どおりすべてが失われていた）にたいへんお世話になった。心から感謝を申し上げたい。

「悪い知らせを伝える」講座の基礎となった教育ビデオは、カナダやアメリカではTelegenic Videos, 20 Holly Street #300, Toronto, Ontario, Canada M4S 3B1から、イギリスではLinkward Productins, Shepperton Studio Centre, Studios Road, Shapperton, Middlesex, TW17 0QD, Englandから販売されている。

ロバート・バックマン
1991年　トロントにて

CONTENTS

推薦のことば ──── 柏木　哲夫　　　　　　　　　　i
監訳者の序 ──── 恒藤　暁　　　　　　　　　　iii
謝辞 ──── ロバート・バックマン　　　　　　v

第1章　序 論　　　　　　　　　　　　　　　　　　　1

Ⅰ　この本はなぜ必要なのか ·································1
Ⅱ　この本を誰が読むべきか？ ·······························3
Ⅲ　本書の構成に関する注釈 ·································4
　　1．基本原則 ···4
　　2．ポイント ···4
　　3．症例 ··4
　　4．"専門家"と"患者" ································5
Ⅳ　本書の目的 ··5
　　1．適切に悪い知らせを伝える割合を増加させる ···············5
　　2．より安心して仕事を行い、患者を援助する能力を高める ·····6
　　3．患者と家族からより学ぶようになる ···················6
Ⅴ　悪い知らせを上手に伝えることはなぜ価値があるのか ·········6
Ⅵ　真実を話すべきか？ ····································8
Ⅶ　誰が悪い知らせを伝えるべきか？ ························10
　　要約 ···12

第2章　悪い知らせを伝えることはなぜ難しいのか　　13

Ⅰ　悪い知らせの定義 ·····································13
Ⅱ　なぜ悪い知らせは悪いのか ·····························13
　　1．社会的要因 ······································14
　　2．患者側の要因 ····································15
　　3．医師側の要因 ····································16

Ⅲ　さらに大きな困難：死への直面 ································26
　　　1. 死に対する社会的態度 ··26
　　　2. 患者の死に関する恐怖 ··29
　　　3. 死へのプロセスの3段階モデル ·······························30
　　　要約 ···36

第3章　基本的なコミュニケーション技術　　37

　Ⅰ　医療従事者として聞く態度 ···37
　Ⅱ　なぜ患者は不幸なのか ··38
　　　1. 医師が患者の話を聞いていないこと ························38
　　　2. 医師は医学用語を頻繁に使うこと ···························39
　　　3. 医師は患者を見下して話をすること ························39
　Ⅲ　面談のための基本的なステップ ·····································40
　　　1. 聞くための準備 ···40
　　　2. 質問すること ··45
　　　3. 効果的に傾聴すること（患者が話をするように促すこと）····47
　　　4. 聞いていることを示すこと ··································49
　　　5. 応答をすること ···51
　Ⅳ　"医療従事者としての対話"と"社会生活における会話" ········62
　　　要約 ···64

第4章　悪い知らせの伝え方—6段階のアプローチ—　　65

　Ⅰ　一般的な見解 ···65
　　　1. 悪い知らせを伝える面談の性質 ·····························65
　　　2. このアプローチにどのくらいの時間が必要か ·············66
　　　3. 提案すること ··66
　Ⅱ　6段階のアプローチ ···67

1. 第1段階：面談にとりかかる ································67
　　2. 第2段階：患者がどの程度理解しているかを知る ········70
　　3. 第3段階：患者がどの程度知りたいかを理解する ········73
　　4. 第4段階：情報を共有する（整理と教育）················78
　　5. 第5段階：患者の感情に応答する ·····························89
　　6. 第6段階：計画を立てて完了する ·····························89
　要約 ··96

第5章　患者の反応　　　　　　　　　　　　　　　　　　　98

Ⅰ 患者の反応に応答する際の一般的な心得 ······················98
　　1. 患者の反応の評価 ···98
　　2. 凝縮された肖像 ···99
　　3. 許容できる行動 ···100
　　4. 適応反応と不適応反応とを区別する ·····················102
　　5. 解決できることとできないことを見分ける ············104
　　6. 対立：対処するための一般的な心得 ·····················107
　　7. セカンド・オピニオン ··111
Ⅱ 特定の反応 ··111
　　1. 信じられないという気持ち ··································112
　　2. ショック ··114
　　3. 否認 ···117
　　4. 置き換え ··124
　　5. 探求 ···126
　　6. 恐怖と不安 ···131
　　7. 怒りと非難 ···138
　　8. 罪悪感 ··143
　　9. 希望、絶望、抑うつ ···147
　　10. 過度の依存 ···150

11. 泣くこと、涙を流すこと……………………………152
　　12. なぜ私が？……………………………………………154
　　13. 安堵感…………………………………………………157
　　14. 脅し……………………………………………………158
　　15. ユーモア………………………………………………161
　　16. 誘惑……………………………………………………163
　　17. 取り引き………………………………………………165
　　18. やっかいな質問………………………………………166
　　19. 子どもに悪い知らせを伝えること…………………171
　　20. 意味の探求……………………………………………173
　要約………………………………………………………………175

第6章　他の人々の反応　　176

Ⅰ 家族や友人の反応……………………………………………176
　　1. 家族や友人：一般的な事柄……………………………176
　　2. 患者の反応に似た家族の反応…………………………180
　　3. 家族にだけみられる特有な反応………………………180
　　4. 患者としての家族………………………………………188
　　5. 病気の子どもを持つ親…………………………………194
Ⅱ 医療従事者の反応……………………………………………196
　　1. 逆転移の概念……………………………………………196
　　2. 身を引くこと……………………………………………198
　　3. 後退すること……………………………………………199
　　4. 怒り………………………………………………………200
　　5. 罪悪感……………………………………………………202
　　6. 拒絶すること……………………………………………202
　　7. 誰にでも限界がある……………………………………203
Ⅲ 医療従事者のチーム内における問題………………………205
　　1.「患者には話すべきではない」と医師が言う時………205

2. 患者による医療チームの操作 ･･････････････････････････207
Ⅳ 倫理的および法的な問題 ･････････････････････････････････209
Ⅴ 文化的な問題 ･･211
　要約 ･･214

第7章　結論　　　　　　　　　　　　　　　　　　　　　　215

　付録1　悪い知らせを伝えるアプローチを用いた面談 ････････217
　付録2　Ground Rules ･･････････････････････････････････228
　付録3　参考文献 ･･･････････････････････････････････････234

第1章 序論

I この本はなぜ必要なのか

　はじめに症例を提示する。次の出来事はたった一度の面談の中で"悪い知らせを伝えること"(breaking bad news)において、非常に重大な過ちを犯してしまった稀な症例である。これは1970年代後半に北米で起こったことである。楽観的かもしれないが、今日ではこのようなことは起こり得ないと考えられることが、せめてもの慰めである。患者は50歳代後半のヨーロッパ生まれの工場労働者であった。彼は前立腺の生検のため、二人部屋に入院していた。外科医が部屋にやって来て、ドアの近くに立ち、彼と隣の患者とにまとめて話をした。その医師はまず隣の患者に向かって、生検の結果は良性の肥大であり退院できることを告げた。次に医師はドアの所に立ったまま姿勢を変えずに、彼の方を向いてこう言った。「あなたも退院できますが、悪い知らせがあります。生検の結果は前立腺がんでした」と。そして医師は、それ以上話をすることもなく立ち去った。この患者は、この後に直面しなければならなかった手術や放射線治療、化学療法などのあらゆる困難と比べて、どのように対処すべきかを思いつきもせず、気が狂わんばかりとなったこの最初の衝撃ほど辛いものはなかったと述懐している。

　悪い知らせを伝えることは、医療従事者の仕事の中で困難なことであり、日常的でないことを知っている。また、患者や家族に悪い知らせを伝えることや、その直後の人々を援助することは、事実上避けられないことも知っている。これは稀なことではないにもかかわらず、悪い知らせを伝えることに関する客観的事実やどのようにすべきかについては、ほとんど知られていない。さらに悪いことに、この話題は触れてはならない汚点であるかのようにさえ思われている。あたかも、悪い知らせを伝える能力を磨くという考えはタブーであり、上流社会では議論すべきではないかのようである。今日、悪い知らせを伝える技

術を教えることは、ビクトリア時代に避妊法を教えることと同じくらい厄介なことである。私達は皆、過失はよくあることであるし、誤解もしばしば起こることを知っているが、社会は悪い知らせを伝えることを、あたかも医療従事者は上手にやっていると思っているようである。

実際、臨床において悪い知らせを伝える技術について、誰も教えてこなかった。さらに、このテーマを研究し多くのデータを持っている心理学者達や社会学者達は、臨床において悪い知らせを伝えることをする立場にない。この結果、悪い知らせを伝えることは、孤児のようになっている。医療従事者は自分たちがその責任の一端を担っていることはわかっているが、他のことよりも訓練されているようには思えないのである。これまでに、このテーマを扱った教科書はなく、悪い知らせを伝える最も効果的な方法についての標準的なガイドラインもない。本書はこれらのギャップを補おうとする私達の試みである。

私達は過去数年間にわたる臨床と教育における経験を基にして、本書を執筆した。私達は協力して、医学生にコミュニケーション技術を7年間教えてきた。また、トロント大学において「悪い知らせを伝える」講座を共同で準備し、現在も教えている。本書を執筆する端緒となったことの一つに、このテーマに関する実践的かつ総括的な教科書を切望する学生達の熱意があった。勿論、あらゆる分野の、あらゆるレベルの医療従事者すべてに、本書を読んでもらうことを意図している。

腫瘍学や家庭医学における自分自身の実際の経験から、何よりもまず実践的なガイドラインを作成するよう心がけた。本書が推奨していることや示唆していることは、私達が日常行っていることであり、多忙な臨床現場でも実践できるものである。多分に予想されるように、本書の多くの例は、がんの診断に関するものである。このことは、他の疾患のほうが患者と家族に与える衝撃が少ないことを意味する訳ではない。このようになったのは、私達自身ががん患者を多く経験しているだけでなく、多くの人々が、がんまたはその疑いという言葉が語られると一種独特の怖れを抱くためである。当然、これから述べるガイドラインは、がんの患者と同様にがん以外の状況にも適用できる。

私達が設定した6段階から成るアプローチは、本書の中心となる。しかし、このアプローチが、唯一あるいは最善であると言うつもりはない。議論以前に悪い知らせを伝える最善の方法を明示するには、このテーマに関する研究は十分とは言えない。また、この問題を厳密に明らかにする研究を計画したり、考

案したりすることさえ難しい。しかし、今までにある研究が、ここに提示したものと非常に類似したアプローチを支持していることは真に心強い[1]。私達が提示するガイドラインとしてのアプローチの仕方には、以下のような特徴がある。①日常の臨床において実践的かつ有用である、②首尾一貫した原則に基づいている、③わかりやすい、④教えることができる、⑤学ぶことができる（最も重要なことである）。言い換えれば、私達の述べようとするアプローチは、わかりやすい言葉で表現されており、若い医師や研修医にも日々伝えることのできる身近なものである。私達の見解では、臨床を通じて学んだ技術と同じように、行き当たりばったりに、また見よう見まねに行う現在の方法より（あるいはそれすら存在しないかもしれないが）、こちらの方が少なくとも望ましいということが出発点である。

　反対する意見や客観的な研究データがなくても、悪い知らせを伝えることが重要であることは疑いもないことであり、ますますその重要性は増している。数十年前は、ベッドサイドにおける診断技術が真の臨床医に必須のものであった。治療の介入や患者・医師間の対話はさほど重要ではなかった。今日、ベッドサイドにおける臨床技術がなければ何もできないが、同時に補助的な検査についての十分な知識が診断上必要であり、また、最新の研究に関する知識も治療上要求される。このように一連の知識は、私達が修得しなくてはならない情報量を増加させている。また、情報と選択に関する患者の権利の高まりと共に、医療従事者が臨床医学の見解を患者に説明するため、膨大な時間を費やすことが求められている。病気が単純かつ治癒可能な時に比べ、患者に知らせる内容が悪いものであり深刻であればあるほど、より多くの情報と話し合いが大部分の患者に必要となる。悪い知らせを伝えたり、それを示唆するような面談は、医療従事者にとって最も困難なものである。このような状況においては、明確に計画を立てることと、最良のコミュニケーション技術が最も重要となる。著者らは、本書がその両方をもたらすことに役立てればと願っている。

II この本を誰が読むべきか？

　本書は研修医や学生と同様に医師、看護婦、ソーシャルワーカー、心理学者、カウンセラー、牧師、ボランティア、その他の専門分野の人々のすべての医療

従事者のために書かれている。しかし、現代医療の領域において悪い知らせを伝えることは、原則として医師の責任であると考えられており、本書の内容の一部は医師に最もふさわしいと言える。医師に責任があるということ自体が良いかどうかは別として、現在、世の中はその方向に向かっているようである。したがって、本書の大部分はすべての医療従事者に興味深い内容であると思われる。第4章のアプローチは原則として医師や医学生を対象としている。しかし、他の人が読む必要はないと言うつもりはない。実際、このアプローチを理解することは医師にも他の医療従事者にも、後に患者を援助するのに非常に有意義になるであろう。

Ⅲ 本書の構成に関する注釈

1. 基本原則

　本書においては、多くの実践的な秘訣を"基本原則"として繰り返し記載した。基本原則の目標は、次に何をしたらよいか、すぐに手がかりを得られないような状況において、方向性や選択肢の可能性を提供することである。全ての基本原則は絶対的なものではなく、荒野を通り抜けられそうにない時に可能性のある道を提供しているにすぎない。

2. ポイント

　ここではより詳細な部分を強調している。これは私達が時々臨床において経験する、より複雑なジレンマに陥った時の選択肢を説明するためである。

3. 症　例

　すべての症例は実際の患者に基づいている。もちろん名前はすべて仮名である。

4. "専門家"と"患者"

　私達は"医療従事者"(health care professional)の省略形として"専門家"(professional)という言葉を使用した。これは医療に携わるあらゆる専門分野の人々である、医師、看護婦、カウンセラー、ソーシャルワーカー、心理学者、牧師や学生などを意味する。この言葉自体、あまり好ましいものではないが、私達が話をする時に短縮され便利である。同様に"患者"(patient)は、"病気にかかった人"(person with the illness)を意味する。また患者の代名詞として"彼女または彼"あるいは"彼または彼女"とぎこちない表現になってしまったが、性別のない他の代名詞がなかったからである。

Ⅳ 本書の目的

1. 適切に悪い知らせを伝える割合を増加させる

　悪い知らせを伝えることに熟練するということは、いつも適切にそれができるということではない。熟練した人とは、過ちを犯す頻度がより少なく、また、うまくいかなかった時のフラストレーションが少ない人にすぎない。本書は適切に悪い知らせを伝えるための、絶対に確実な公式を伝授することはできないし、そもそもそのようなものは存在しない。しかし、悪い知らせを伝えることを成功させる割合を高めることはできるであろう。問題は一般に礼儀に関する過ちや、患者の欲求を聞いたり認めたりすることを怠るなどの、比較的単純な過ちに起因することが大部分である。したがって本書では、このような一般的な過ちを減らすことと、適切に行う割合を増加させ、誤って行う割合を減少させることについて、様々な方法を提示する。日常の診療において気づいていない自分の行動様式など、自分のやり方を意識させ、一連の行動や他の選択肢があることに気づかせることとなるに違いない。医療従事者は、自分たちが気がついていてもいなくても、絶えず患者にメッセージを伝えている。全員がこのメッセージの意味と影響を十分に知っておく必要があり、このことが望ましくない副作用を減らすことになる。

2. より安心して仕事を行い、患者を援助する能力を高める

医療従事者にとって安心して仕事を行うことは、専門的な仕事の上で必要な知識や技術の必須な部分である。これは自己満足という意味ではない。もしある仕事を安心して行うことができなければ、そのような状況から逃げようとするものである。このことは、患者が見放されたと受けとめられてしまうことになる。逆に十分にできると感じれば感じるほど、より患者に近づくことができるようになる。このことが患者を援助する始まりであり、最も重要な要素となる。このように自分自身が安心して仕事を行うことが、患者に良い医療を提供する能力を実際に高めることになる。自信を深めることが、能力を高めることにつながるのである。

3. 患者と家族からより学ぶようになる

悪い知らせを伝える最も有効な教育方法は、講義をすることでも立派な模範者となることでもなく、患者と家族から学ぶことである。患者と家族から返ってくる賞賛、批判や感謝などによって私達は教えられる。そして、悪い知らせに対する患者と医療従事者の適応的・理解的反応と、有効でない反応とを見分けるのに役に立つことになる。このように本書の重要な目的の一つは、患者から返ってくる反応に対して読者の感受性を高めることである。さらに、あらゆる状況下で"教科書"にあるような反応を示すロボットのようになるのではなく、自分自身を高めたり、自分の能力や専門技術を向上させたりすることができるように成長することを目指している。

Ⅴ 悪い知らせを上手に伝えることはなぜ価値があるのか

悪い知らせを伝えるやり方を上達させようとするのには、幾つかの必然的な理由がある。第一に、悪い知らせを伝えることは医療従事者（特に医師）の仕事の一部であるからである。悪い知らせを伝える技術は、専門家の能力のオプション（任意に付け加えればよいもの）ではない。つまり専門家の基本的技術

の中で必須のものである。社会は悪い知らせを上手に伝えることを期待しているし、そうでなければ大きく騒ぎ立てることになるであろう。通常、悪い知らせを伝えた医師の態度については「医師は非常に冷淡であった」、「医師は非常に無神経であり、非常に残忍であった」などと、患者や家族からの苦情がマスコミに絶えず報道されている。もちろん、これらの不満は悪い知らせを伝えること自体に起因するかもしれない（伝えた人を非難するものである）。しかし、医師の態度もおそらく冷淡で無神経のように見えたのかもしれない。多くの場合、これらの医師は冷淡や無神経であったのではなく、大部分の医師は実際そうではない。悪い知らせを伝える時に医師は心地良くなかったり、イライラしたり、きまりの悪い思いをしたりしていたのである。医師は患者や家族との面談を効果的に行い、援助の手を差し延べる方法を知らなかったことに気づいたであろう。そして自分自身の不安や苦手なものから逃れようと逃げ腰になっていたり、早く面談を切り上げようとしたりしていたのかもしれない。医師は効果的かつ専門的な雰囲気で進行させようと、医学的専門用語を使いすぎて、かえって非人間的であり、無関心で冷淡であるという印象を与えてしまったのかもしれない。今日の社会的風潮において、悪い知らせを伝えることは、医療従事者の目に見える側面である。

　第二に、国によって厳しさは異なるが、適切に悪い知らせを伝えることが法的に要求されている。訴訟の頻度は国によって多様であるが、全世界に共通することが2つある。一つは訴訟の頻度は減少するどころか増加していること、もう一つは訴訟の原因は真の医学的過誤によるというより、むしろコミュニケーションの失敗によるものが多いことである。当然のことながら、問題を起こさないようにすることが、悪い知らせを伝えることを求める主要な理由となる訳ではない。しかし強力かつ実際的な誘因となる。

　第三に、適切に悪い知らせを伝えることは、医療従事者としての人生に満足感をより多く与えることになる。満足感を得られないままに、回復の見込みのない患者や治癒できない患者をみることは、医療従事者を疲れさせる。後に"燃え尽き"（burn-out）の原因とも成り得る。悪い知らせを扱う時でさえ、適切に役割を果たし続けることができれば、仕事を続けることができるのである。

　このように個々または相互の必然的な理由により、医療従事者の仕事の一部として、時間と労力を惜しまずに、悪い知らせを伝えることには価値があるのである。

VI 真実を話すべきか？

　悪い知らせを伝えることが、すべての医療従事者にとって重要な仕事の一部であることが明確になった今、次に困難な倫理的な問題を考えなければならない。すなわち患者に悪い知らせを伝える際に、医療従事者は"真実を伝える"(telling the truth) 義務があるのであろうか。この問題は必ずしも単純に結論を出すことのできるものではない。最近まで、おそらく20～30年前でさえ、患者に真実を伝えることが標準的な医療と認められていなかった。確かに真実を伝えるべきだと主張する人々は常にいた。例えばフランスの Samuel de Sorbière医師が昔の代表である[2]。1672年に彼は真実を伝えることが正しい考え方であると提案した。しかし、真実を伝えることは医療を危険にさらすかもしれないと考え、そのような考えは受け入れられないだろうと結論を下している。その後の4世紀の間、de Sorbière医師の言ったことは正しかったようである。真実を伝えるべきか否かの葛藤は、患者や家族にどの程度の情報を伝えるかを完全に管理していた医師においてみられた。1950年代や1960年代には、がんと診断された時に約9割の医師が患者に言わないことを選択しており[3]、逃げ口上や明らかな嘘を言う方法まで出版されていた[4]。

　このような態度は、真実は患者を傷つけるという考えに基づいていたからである。つまり医学的事実を伝えることは、患者の希望や意欲を打ち砕くことになるかもしれないという考えが、非常に広まっていたためである。そして真実を伝えられることを望む患者の数を過小評価していたのである[5]。しかし、このことは未だに問題となっている[6]。実際、真実を伝えることや深刻な病状を知ることが、絶望や自殺などを含んだ重大な危害を患者に与えるという確かな証拠はほとんどない[7,8]。さらに、このような医師の見解にもかかわらず、真実を知ることを望んでいる患者の割合は常に高い状況である。その割合は50%から97%と報告されている。これは調査によって異なるが[9]、病気の性質によって異なるわけではない[10]。詳しく文献として調査するのであれば、McIntosh[11]やNorthouse[12]の論文を参照するとよい。さらに患者の希望は、初期にショックを受け、さらに病気の疑いが事実として明確になった時にも変わることはなかった。

　このように患者は圧倒的に、また一貫して真実を聞くことに賛成してきたが、

最近まで医師は真実を伝えることに賛成せず、これを望む患者の数を大幅に過小評価していた。しかしながら、過去20〜30年にわたって、医師の方針と態度は明らかに変化した。1979年に行われた同じ調査は、1951年以来の医療が大幅に変化したことを示した[13]。1951年には9割の医師が、がん患者に真実を伝えなかったのに対し、1971年には9割の医師が、基本的方針として真実を伝えるとし、通常は真実を隠すと回答したのはわずか13%であった。詳細な解説は、Billings[14]とMaynard[15]のものを参照するとよい。このように医師は、社会的圧力に応じて態度を変えたのである。

今日、精神的に健全な患者は、すべて必要とするあらゆる医学的情報に対して、倫理的、道徳的、かつ法的に絶対的権利があるとされている。これらの権利は、①社会が一般的に要求していること、②真実を伝えることは医療従事者の倫理的慣習と認識されていること、③法律上の前例があること、が互いに関連する根拠となっている。したがって現在、カナダにおいては患者に権利が存在することに対しての異論はほとんど、あるいは全くない。しかし、ある特定の状況下において、これらの権利を放棄することを希望しているかどうかを決めることは、困難な場合が時々ある。

しかし、患者の権利だけでは、悪い知らせを伝えることの問題のすべてを解決することはできない。議論は今や、「悪い知らせを伝えるか否か」から「いかに伝えるか」[16]へ、さらに重要である「いかに情報を分かち合うか」へ移ってきている。この「いかに情報を分かち合うか」とは、医師と患者との双方向の対話のプロセスであり、医師から患者への一方的な宣告ではないことが強調されている。患者の知る権利を重視することが加熱しすぎており、「患者の感情への適切な思いやりが忘れられているのではないか」と感じる臨床家もいる。何も配慮せずに真実を伝えることは、そのやり方そのものにおいて何も配慮せずに真実を隠すことと同じくらい有害なのである。「真実は薬のようなものである。それは薬理作用がある」と言ったSimpsonの言葉が最も言い当てている[17]。つまり、真実の投与量が不十分であると効果が十分得られず、治療者への信頼を損ねる。逆に投与量が多すぎると患者に抵抗性が出現したり、異常反応や副作用、耐性が出現したりすることになる。したがって、「いかに真実を分かち合うか」は、単に真実を伝えるという事実よりも成果を占う上でさらに重要となる。

すべての真実が伝えられることを望む患者の割合がどうあろうと、医療従事

者として患者の願望を把握し、その患者に合った「情報を分かち合う方法」を考案しなければならないことは明らかである。これが本書の第4章で述べている悪い知らせを伝える時の原則である。

VII 誰が悪い知らせを伝えるべきか？

悪い知らせを伝えることは、誰の責任であるかということもまた難問である。理論上、患者の医療のすべての面と同様、患者を担当している部長や医局長などの医師に最終的な責任があることになる。しかし、非常に多くの場合、若い医師や看護婦に任せられていることが多い。これは、①悪い知らせを伝えることは厄介な職務であることが多い、②臨床において明確な規範がない、③当直や呼び出しによる勤務体制である、などの理由による。例えば1970年代の英国の病院の多くにおいては、患者が死亡したことを家族に伝えるのは経験のある看護婦の仕事であるというのが原則であった。それは医師や学生の職務ではないと言われており、看護婦がどのように家族に話しているかを見る機会さえなかった。

カナダのトロントにおける私達の経験では、悪い知らせを伝えるという仕事が任せられている現状が、後に様々な問題を引き起こした多くの症例を、若い医師や医学生から聞いている。そのうちのいくつかの症例は劇的ですらある。

50代前半の女性が、夜遅く心筋梗塞後の不整脈により突然死亡した。ある最終学年の医学生は、夫に彼女の死を知らせるために電話するように研修医から指示された。その学生はその日に病棟に配属されたばかりで、夫に会ったことはなかった。夫は病院から非常に離れたところに住んでおり、学生が電話すると夫は攻撃的な反応を示し、泣き叫んだあげく突然電話を切ってしまった。学生は、研修医にこのことを報告した。研修医は、その後2時間にわたって夫に何度も電話をかけたが応答はなかった。夫が自殺するかもしれないと恐れた研修医は、地元の警察に電話をかけた。警察は夫の家に押入ったが、夫は兄弟の家に泊まりに行っていたことが判明した。

患者や家族に悪い知らせを伝えることは、細心の注意と技術を要する重要な事柄である。前述の症例においては、理想的には専門的知識や技術、また豊富な経験のある者によって行われるのが望ましかったと言えよう。

さらに、悪い知らせを伝える人は、患者や家族に対して継続的に責任を持ち、対応する必要がある。悪い知らせを伝えることは通常一回限りの事柄ではなく、その後さらに多くの質問や話し合いが必要となる結果になる。患者に悪い知らせを伝える人自身が、これらの問題の一部をその後に少しでもフォローしてくれるのであれば、患者にとってより望ましいことになる。この事に精通しているある外科医は「研修医に大動脈の移植を頼まないのと同様に、研修医に悪い知らせを伝えることを頼まない」と表現している。

　理想的には、医療従事者は研修の早い時期に、悪い知らせを伝える面談が自ら任される前にその良い例を経験することと、その専門的知識と技術を身に付けることが望ましい。特別な教育講座の開発においては一般的になってきてはいるが、臨床においてはこのことはまだ実施されてない。前述の症例のような話は、今もまだ多くみられる。指導者としての私達の見解では、前述の症例においては伝えた側と伝えられた側の両者にとって不運であり、両者の記憶に大きな傷を残すことになる。悪い知らせを伝える際に有効的に、かつ支持的に面談をすることは、技術と経験のある年長の医療従事者が責任を果たす上で重要である。本書が、医療従事者の悪い知らせを伝えるという職務に必要な技術を向上させる手助けとなることを願っている。

要 約

❶ 悪い知らせを伝えることは、医療従事者の職務の重要な部分である。専門的な知識と技術、そして経験を必要とする。
❷ 医療従事者は、患者に真実を伝える倫理的・法的な義務がある。しかし、そのやり方は、面談の成果を占う上で非常に重要である。
❸ 悪い知らせを伝えることは、学ぶことが可能な技術である。そして、多忙な臨床現場において、利用することが可能である。

参考図書

Maynard D. Bearing bad news in clinical settings. In：Dervin B, ed. Progress in communication sciences. Norwood：Ablex, 1991

第2章 悪い知らせを伝えることはなぜ難しいのか

I 悪い知らせの定義

　悪い知らせが何を意味するかは誰でも理解しているが、それを定義することは非常に困難である。実際的な定義の一つとして「悪い知らせとは、患者の将来への見通しを根底から否定的に変えてしまうもの」がある[18]。この定義によると、悪い知らせがいかに悪いかは、患者が自分の将来について既に知っていることや疑っていることに関わっている。言い換えれば、悪い知らせによる衝撃の大きさは、患者が期待している願望や計画と医学的現状との隔たりの大きさに比例する。後に述べることにするが、この定義は患者が既に知っていることと期待していることとを知るまでは、悪い知らせによる衝撃の大きさを判断することができないことを意味している。この点に関しては本章の中でさらに検討し、面談を始めるにあたって役立つ技術を示すことにする。

II なぜ悪い知らせは悪いのか

　当然のことながら、ほとんどの人は病気があると言われたくないし、自らの健康状態によって人生の可能性や様々な機会が減少したり脅かされたりすることに憤慨したり、嫌悪したりさえする。非常に無神経な人は例外として、医師も同様に、悪い知らせを伝えなければならないことを嫌がるものである。悪い知らせを伝えることは困難なことであり、大部分の医療従事者は、そのことに十分な能力がなく不向きであると感じている。ある臨床経験の豊かな医師は、悪い知らせを伝えることに伴う、完全には解決されることのない不安感をこのように表現している。「緩和ケア病棟の医長として30年たった今でも、『先生、大丈夫ですよ。どっちにしても"がん"だということはわかっていましたから』

と患者自ら言ってくれるとほっとする」と言っている。

しかし、不向きであるとか厄介であるといった感情が強く存在することに、気づくことが最も重要である。しかも、それは患者との面談を始める前から存在している。この感情は、①現代社会の病気の捉え方、②患者の苦痛とそれに対して共感した経験の結果、③医療従事者の研修、などに起因している。医療従事者の感じる苦痛の主な原因を検討することは有益である。なぜなら読者は、それが現代社会の特徴であることを理解できるようになり、個人だけの問題ではないと捉えることができるようになるからである。

1. 社会的要因

現代の西洋社会の大部分において、最も価値があり賞賛されるものとして、若さ、健康、そして富がある。このこと自体は、良いとも悪いとも言えない。年齢が最も尊ばれ、人間の特質と崇められる社会では、人生はよりすばらしく、より公正であるとは限らない。これは、世界の大多数の先進国における価値観にすぎない。しかし、このために支払われなければならない代価がある。つまり、若さ、健康、そして富のない人々、つまり高齢者、病人、そして貧困者によって代価が支払われているのである。これらの人々は、現代の言葉で表現すれば、社会の主流からはずれ、社会の辺縁に位置すると見なされることになる。したがって医療従事者が誰かに病気があると伝えなければならない時は、大なり小なり、①健康という蓄えが消滅しつつあること、②社会の主流からはずれる集団の一員に近づいていること、③そして誰のせいでもないが社会的価値が失われつつあること、を伝えることになる。

たとえ病気が純粋に本人の責任によるのではないとしても（多くの場合そうであるが）、この不運をなお本人の社会的汚点とみなす風潮がある。人々は不運に見舞われることを嫌い、病気が自分の身に起こっていると伝えられると不安になったり、憤ったりすることになる。このように、私達の社会が病人よりも健康人に価値を置くので、病気の話題には暗黙のうちに社会的に降格するという意味が含まれる。悪い知らせが死への恐れをももたらす時、社会的に降格したり日常生活の主流からはずれることは、さらに一層の苦痛を伴う。専門科にもよるが、悪い知らせを伝える面談において、死への恐れがたとえほんのわずかであっても、私達の社会が死の過程に高額の値をつける理由を知ることは

重要である。この死への態度が、密かにすべての病気や障害に対する社会的態度を特徴づけている。本章の後半で、この問題を扱うことにする。

2. 患者側の要因

　患者が恐れる病気の特徴は、文字どおり千差万別である。恐れや心配が様々に組み合わさっており、一人一人異なる。この事は大きなテーマであるので、患者の病気に対する代表的な反応と医療従事者のそれに対する対応は、第5章において詳細に取り扱うことにする。さしあたり、病気や悪い知らせに対する患者の恐れや心配は、個人によって非常に広範囲に及ぶことを知っておくことが重要である。医療従事者の見解として唯一安全な推測は、「誰も正確に推測することはできない」ということである。

　さらに、病気がもたらす患者への衝撃を医療従事者の知識から推し量ることは何時も容易ではない。例えば陰部ヘルペスのように生命を脅かすことがないものは、医療従事者としては些細な病気と見なすかもしれない。しかし、患者にとっては希望、願望、期待や社会的立場に計り知れない影響を及ぼし、大打撃を受ける事態であるかもしれない。逆に激しい動揺を与えるであろうと予測していた病気に対して、患者が冷静に受け止めるということもある。

　したがって、病気がもたらす衝撃は、個々の患者の人生の状況の中においてしか評価し得ないものである。例えば軽度の変形性足関節症は、普通の生活にはそれほど大きな影響を与えないかもしれないが、フットボールの選手やバレエのダンサーにとっては生活を根底から覆されることになる。すべての医療従事者が一人一人の患者の生活を十分に把握し、医学的診断が患者に与える衝撃を十分に評価することは、明らかに非現実的であり不可能なことである。たとえ可能であったとしても、医師や看護婦が、すべての患者の人生のために生きることを求められているわけではない。しかしながら、悪い知らせを伝える際の技術として、病気が患者に与える衝撃をより理解できる方法を用いることは可能である。このことは第4章において述べる、悪い知らせを伝えるアプローチの第2段階と第3段階の重要点となる。

■基本原則-1

患者の反応を予想する場合、唯一間違いのないことは何も推測しないことである。

3. 医師側の要因

医師や看護婦、あるいは他の職種であれ、医療従事者は面談を不安にする様々な圧力を受けやすい。これは医療従事者であっても、苦痛のまっただ中にある他人（患者）と一緒にいる人間にすぎないという事実による。また、医療従事者としての教育や研修において、その圧力を増強させる原因がある。

1) 苦痛をもたらすことへの恐れ

悪い知らせは、それを伝えられた人に苦痛をもたらす。医療従事者は苦痛をもたらす行為を当然のことながら、不快に思うものである。さらに多くの研修において、苦痛を軽減するように教えられる。例えば手術のように患者に苦痛を与えなければならない場合は、麻酔薬や鎮痛薬を投与することにより、苦痛を最小限にするか除去することが習慣となっている。残念ながら悪い知らせを伝える際に、苦痛を取り除く薬は存在し得ないのである。患者は状況を理解するためには、意識がはっきりしており、精神的にもしっかりとしていなければならない。意識がはっきりしている患者に、意識的に苦痛を与えることは通常の習慣とは異なり、患者との人間関係を損ねるようなものである。医療従事者がそれを避けようとする理由の一つとなる。

2) 共感による苦痛

悪い知らせによってもたらされた苦痛を受けている人と一緒にいることが、いかに苦痛であるかを私達は経験している。この共感による苦痛は、非常にわかりきったものであり、わざわざ述べる必要もなさそうにみえる。しかし、たとえ臨床現場においてそうだとしても、医療従事者は不安を感じ苦悩するのである。しかも、医療従事者の苦痛が、患者の苦痛をきっかけとして始まった瞬間にはそれに気づかないこともある。このように医療従事者は、患者が経験しているものに相当する共感による苦痛を経験するのである。

悪い知らせを伝える面談を困難にする社会的理由や共感によるものに加えて、医療従事者の教育や研修期間に（特に医学部において）、導入されたり、増強されたりする要因がある。この要因は医学教育による偶然の副産物や副作用であるが、たとえ偶然にせよ、悪い知らせを伝えることをより困難にしている。この詳細については以下に述べる。

3) 非難されるのではないかという恐れ

非難されるのではないかという恐れには、2つの構成要素がある。第一の構成要素は、悪い知らせをもたらした人を非難するという、人間としての基本的な特徴である。第二の構成要素は、医学教育や研修中に吹き込まれた、「健康を害するのは、誰かのせいに違いない」という考えである。この態度は医療訴訟によってさらに増強されている。

(1) 悪い知らせをもたらした人を非難すること

一般的に言えば、人間は悪い知らせを扱うことが非常に苦手のようである。悪い知らせがもたらされたら、人間はそれを理性的に把握し取り組むことが困難である。悪い知らせを擬人化して、別の誰か（通常は悪い知らせを伝えた人）と同一視して、自分の怒りや憤慨をその人に向ける傾向が強い。

日常生活から例を挙げてみる。例えば違法駐車をして自分の車に戻ってくると、警官が違反キップを切っているところだったとする。どうなるかを考えてみよう。その運転手は、「お巡りさん、お勤めごくろうさまです。違法駐車をしたのですから当然ですね」というようなことは、まず言わないであろう。多くの場合、この警官を非難するために、この運転手はいい加減な理由を探すであろう。例えば「子どものために、ちょっと買い物をしていただけなのですが」とか、「この仕事をおもしろがってやってるんでしょう。私がボルボ（高級車）を持っていて、お巡りさんは持っていないから」などと言うであろう。実際、この警官は制服を着ているので、違反キップのことで警官を非難するのは一層容易である。家族があり、個人的に知り合う機会があれば実に好人物であるとわかる特定の人ではなく、警官として制服を通して駐車違反取締当局の権威により、私達を動転させることに生涯を捧げている、顔も名前もわからない公務員に人々は怒りや恨みを向けているのである。

この例は少しくだらないようにみえるかもしれないが、根底にある行動はそうではない。悪い知らせに対して、人間がとる反応はこのようになりがちであ

る。人々は悪い知らせを伝える人を非難するものであるが、もし悪い知らせを伝える人が非人格化させる権威の象徴であるバッジでも付けていれば、より一層非難しやすくなる。誰でも皆がこのように反応し、そうすることを知っているので、制服とバッジを付けている医療従事者に悪い知らせを伝える順番が回ってくると仕事ではあっても、非難されることを恐れるのはまさに当然のことである。

　実際、患者に医療を施す上で非常に有用となる、医療従事者としての外面的な象徴が多く存在し、悪い知らせを伝える際には非難を引き起こしやすい。それは、①医療従事者は検査、入院そして退院など、患者の生活を大いに管理することができること、②患者の生活や身体について詳細に知ることができる特権を持っていること、③高収入を含めて社会的地位があること、などがそうである。これら全てのことが、医療従事者は普通の人とはかけ離れたものと見なされることになる。聴診器や体温計を持っている普通の人ではなく、医療行為を行う際にある程度は患者を非人格的に扱うということは、医療従事者と患者との関係において場合によっては重要となる。

　しかしながら、悪い知らせを告げられ、医学的に自分が見捨てられたと患者が感じると、これら外面的な象徴は更に非難を引き起こすことになる。医療従事者は成功すると称賛されるが、そうでないと当然のことながら非難の対象となる。したがって、悪い知らせを伝える人は、それに対して責任があると受け取られ、多くの医療従事者は立場や肩書きの故に、患者の怒りや憤慨の対象となるのである。

(2) 治療が失敗したのではないかという恐れ

　「患者の病状が悪化したり亡くなったりするのは、治療が失敗したからに違いない」という考え方は、悪い知らせをもたらした人を非難したいという人間的欲求を、さらにあおることになる。これは思慮深い考えではなく、「現代医学では、すべての病気に効く薬がある」という考えの副産物である。過去数十年にわたって「すべての病気は治すことができる」という幻想を育むのに、医療従事者は人々と互いに協力関係を結んできた。ある人は「たとえ現代医学の最善の治療を施しても、死亡率は変わらない。死は必ず一度は訪れる」と言っているが、医療従事者ははからずも「死は絶対避けられない」という考えを否定してきたようである。そのため受動的ではあるが、「何でもできる」という重荷を背負うはめになったのである。

さらに、医学部における教育や研修が、うかつにもこの考えを増強させている。全教育期間中、無数の治療や改善が可能な病気に適切に対処することを教えられる。このような病気が多かろうが少なかろうが、将来医師や看護婦になる者は治療可能な病気を治療できるようになることは明らかに重要である。治療可能な病気を見逃したり、治療できなかった医師が責任を問われるのは同様に明白である。しかし、カリキュラムは治療可能な病気のことで手一杯であり、治療できない時のことを教えることは実際にはない。病気を改善させることができない時には一体どうすればよいのであろうか？この答えは当然、"緩和医療" (palliative-care medicine) の領域に完全に包括されることになる。この場合、治療は病気ではなく症状に向けられる。しかし、ほとんどの医学部や看護学校では、卒業までのカリキュラムの中で緩和医療について教えられず、その結果、大部分の医学生は治療可能な病気を治療することには熱心であるが、治療不可能な病気にどのように対処したら良いかという教育をほとんど受けていない医者になってしまう。

　この治療が失敗したのではないかという意識は、社会的な姿勢や医療従事者の教育に端を発しているが、医療訴訟のある現状によってさらに増強されている。

(3) 医療訴訟の問題

　医療訴訟のことが負担を一層重くしている。医療訴訟の状況はすべての国で変化している。特に米国においては、病状の悪化を医師や看護婦のせいにする傾向が基本的にある。このことは、すべての患者はあらゆる病気を治療してもらう絶対的権利を有しており、もしこの目的が達成されなければ治療に当たった者に過失があり、この犠牲者は法的かつ金銭的な請求手段があるという社会的な見方の一因になっていたり反映したりしている。繰り返して言うが、このことに関して正しいとか間違っているという訳ではない。病気の悪化や死が避けられない時に、患者や医師がこの事実を落ち着いて受け止めることがますます困難になっていることを意味しているにすぎない。

4) 教えられていないことに対する恐れ

　悪い知らせを適切に伝える方法を教えられていなければ、それを行うことを恐れることになる。医療従事者は教育や研修において、従来の方法に従って医療を適切に行うことで報酬を得ることを学んでいる。もし従来のガイドライン

から外れることになれば困ることになる。通常そうである。したがって、医療従事者は標準的な治療から外れないよう教育を受け、そのように行っている。多くの場合、この態度は理にかなった原則に基づいている。治療可能な病気や救命救急の治療の時に、一定の方針に従って効果的に処置をする必要がある。例えば糖尿病性昏睡の患者の場合、担当医が研究的にインスリンやカリウムの治療を行ったり、最初から何をすべきかを検討したりすることなどは、この場合論外である。なぜなら糖尿病性昏睡の治療にはガイドラインがあり、これに従えば、実証された臨床経験から良好な結果が得られるからである。このように治療可能な病気の場合、医療の狭い世界でも、また社会でも、医師は正確に対処することを要求されている。このような状況では結果が良ければ喜び、たとえ結果が悪くても、これ以上のことは誰もできなかったと納得することになる。

このようにガイドラインのある処置に関しては、正当化された一定の基準がある。しかし、悪い知らせを伝える場合のように、ガイドラインがない時はどうするのであろうか。その時は、当然のことながら不安で落ち着かず、その事を完全に避けようとすることになる。適切に対処する方法を教えられていなければ、それを安心して行うことができない。他の領域での技術が高まるにつれ、この傾向は決まって更に悪くなっていくものである。心電図や胸部レントゲン写真を理解する能力が高まれば高まるほど、ただ座って話をするだけという見かけ上単純な仕事を、どのようにしたらよいかわからないという事実に立ち向かうことがますます困難になる。なぜなら、どうすればよいか、また、それを適切に行っているかどうかなどを誰も教えてくれないからである。したがって、医療技術の研修と同様に、患者とのコミュニケーション技術の研修も十分に受けることは、あらゆる医療従事者にとって必須である。さらに、これらの技術を学ぶことが医学部や看護学校のカリキュラムの中で必修になれば、臨床上で必須の要素であると見なされるようにもなるであろう。もし必修から外れてしまえば、"選択"(オプション)と見なされ、臨床医は後に自分の面談の技術にますます不安を感じるようになるであろう。授業における時間割のギャップを埋めることが、本書および本書の基礎となった教育ビデオコースの主な目的の一つである。

第 2 章　悪い知らせを伝えることはなぜ難しいのか　21

5) 患者を感情的に反応させるのではないかという恐れ

　医療従事者として研修を受けていない仕事をすることを嫌がるのと同様に、面談によって引き起こされる患者の反応にどのように対応したらよいかを教わっていなければ、これらの反応も恐れるようになる。これは医療におけるもう一つの原則がある。つまり「悪くなった時に、どのようにしてよいかわからなければ何もするな」というものである。繰り返して説明するが、この原則は全く理にかなっている。例えば膀胱穿孔の診断と対処方法を知らなければ膀胱鏡を行わないし、動脈穿刺をした時の対処を知らなければ採血をしないであろう。このような研修は日頃の臨床においていかに重要であっても、患者が泣きだしたり、怒りだしたりした時に、どのように対応するかを誰も教えてくれなければ、このような反応を引き起こすような面談を避けることになる。第 5 章が非常に長いのは、このような理由により、重要であるからである。

　さらに、患者が感情的な反応を示すような面談は、他の医療従事者からの失望させられるような反応を買うことになる。数年前と比較して今日ではそれほど多くはないが、「患者を動転させる」ことは悪いことだと考える年輩の医師や看護婦がまだ存在する。この種の非難に対応するのが困難である。患者に苦痛をもたらす事柄を話さなくてはならないという難題を抱えた時に、患者を動転させたと非難されるのは非常に水をさされることになる。がんという診断を面談で患者に伝えた時に、例えば患者が突然泣き出したとしたら、涙を流させたのは自分ではなく、がんという診断が原因の中心であるということは明らかである。しかし、このことは無視されることが多い。その場合、あなたが行ったことは、患者に特定の時間と場所で感情を表出させたことである。患者の苦悩をあなたと分かち合う程にあなたを信頼していたということは、多くの点で重要であり、嬉しいことでもある。患者が感情を押し殺したまま、すべて家に持ち帰ることをせず、あなたの前で泣けるほど信頼していたことも重要なことである。残念ながら、医師や看護婦は、特に地位や立場が低い場合、患者を動転させたことについて非難される。そして、この状況を不快に思うスタッフから、最も強く反感を買うことになる。

　最終的に重要なことは、診断を患者に伝えないことを選択しても、病気はなくならないということである。悪い知らせを伝える面談は、患者を動揺させるかもしれないが、その後の病気の衝撃の方が一層患者を動揺させることになる。もし患者に心の準備ができていなければ、その衝撃ははるかに大きくなるであ

ろう。あなたが重要な情報を得ていたにもかかわらず、それを伝えないと選択したことを患者が後で知ったとしたら、どうであろうか。あなたが情報を得た時点で悪い知らせを伝えられた患者よりも、その患者は患者の弁護士と同様に、はるかに大きな衝撃を受けるかもしれない。言い換えれば、もし重い病気が患者を動揺させるのであれば、あなたはあらゆる苦痛から患者を守るという選択をしない方がよい。病気が苦痛の原因であり、面談が原因ではないからである。

簡単に言うと、患者の病状が悪化している場合、正しい選択は患者を「動揺させる」か「動揺させない」かではない。正しい選択は「患者を病気に反応させて、今その準備をさせる」か「患者に今準備をさせないでおいて、後でより大きな反応に直面させる」かである。胸部レントゲン写真に異常が認められた場合、患者からこの情報を隠しても、残念ながらレントゲン写真を正常なものに変えることはできない。

6)「わかりません」と言うことに対する恐怖

医療従事者としての研修において、「わかりません」と言うことで報われることは決してない。最初から最終の試験まで、そしてその後も、「答えが全くわからない」と白状すれば、医療従事者の立場は失われていくことになる。おそらく「現実は卒業試験とは異なる」ということが、患者とのコミュニケーションの最も真実な原則の一つであろう。すなわち患者との実際のコミュニケーションにおいては、医療従事者の誠実な態度は患者との信頼関係を深め、患者からの誠実さを引き出すことにもなる。反対に患者を欺いたり、わからないことをだましたり、知ったかぶりをしたりすることは、患者と医療従事者の絆を弱め、誠実な対話に水をさしてしまうことになる。

■基本原則－2

虚勢を張ることは、試験では時には有効である。しかし、実生活では普通そうではない。

7) 感情を表現することに対する恐怖

医療従事者、特に医師にとって、感情を表現するのが難しいということは、驚くほどのことではない。多くの研修のカリキュラムでは、特に感情を表現す

ることが禁じられている。これには、それなりの理由がある。明晰かつ論理的に思考するためには、医療従事者は平静でなければならない。しかし、怒りやパニックのような感情は、臨床上の判断能力を損なわせる。また、医療従事者が苛立ちやパニックのような感情を可能な限り表現しないことは慣例的な原則である。なぜなら、このような感情表現は医療従事者にあるまじき行為とみなされ、患者が医療従事者全体に抱いている信頼感を弱めることになるからである。したがって感情表現を抑制することは、意志決定と医療従事者としての態度の2点で重要である。

　このように医療従事者はパニックや苛立ちを表出しないように訓練されており、感情を押し殺し、一貫して物事に動じず、勇敢なスーパーヒーローのジョン・ウェインやクリント・イーストウッドの路線を行くような人物を彷彿とさせることを、知らぬ間に求められてもいるのである。このイメージを保ったままで、悪い知らせを伝える面談に臨むことはできない。悪い知らせを伝える際には、患者は医療従事者に自分自身の感情を持つことを期待している。その時にどのように対応すればよいかを医療従事者が知らなければ、冷たいとか無関心であると患者から見られるであろう。しかし、医療従事者が自分自身の感情を理解し、適切に役立てる方法を知っていれば、対立したり、敵意を持ったりしていない限り、感情表現は患者を援助する際の貴重な助けとなる。患者の援助のために、自分自身の感情をどのように対処し、表現し、活用するかを教えられていなければ、感情を抑制したり隠したりするであろう。そうすることで、医療従事者は気づかないうちに患者との距離を広げてしまうことになる。第3章で述べるように、医療従事者は患者一人一人のために、泣いたり苦しんだりすることを求められているわけではない。しかし、多くの場合、医師と患者との関係において、どんな感情が"許される"のかを知らないがために、人間として共感し援助するという最も単純な感情表現さえ押さえられてしまうのである。

　実際、医療従事者としての研修や権威が、一般の人に比べ感情表現をより一層困難にしている。トロント大学の私達のコースの中で、「もしある晩、隣の人がノックして『主治医から、がんが見つかったと言われた』と言ってきたらどうするであろうか？」と医学生に尋ねてみた。ほとんどの学生は、隣人を招き入れる、お茶を出す、共感する、隣人の話を聞くなど、どうすべきかを知っていた。残念ながら、この同じ学生が白衣を身につけ、臨床場面で同様な状況

に対応しようとすると、どうすればよいかわからなくなってしまうことが多い。このことは、医師はあらゆる場合に何を話したらよいかを当然知っているはずであり、さらに「医学的な援助は一般の人の"隣人"への援助とは違うはずである」という思い違いによる。学生はこの状況では何をすべきかを聞いておらず、したがって自分自身の感情が"許される"のかどうかも知らない。そのため、他の状況では活用できる、人間としての基本的な手だてや言葉すら使うことができないかもしれない。

さらに、たとえ私達が人間的な思いやりを示したくても、いざ始めようとすると、失敗しそうな言葉の問題がいくつかある。

"I'm sorry"という語句の曖昧さ

私達の多くは"sorry"という単語には二つの全く異なる意味があることを忘れている。それは「あなたのことをお気の毒に思います」(I am sorry for you) という同情の形にもなり得るし、「このことをしてしまいすみません」(I am sorry that I did this) という行動の責任をとる謝罪の形にもなり得る。あいにく両方とも習慣的に"I'm sorry"と省略される。事実、曖昧さは非常に深く浸透しているため、同情を伝えるという稀な方の意味において、この言葉が用いられると、しばしば誤解される。このような会話も珍しくはない。

A「…その後、母は病院にかつぎ込まれました」
B「まあ、"I'm sorry"」
A「あなたは何も謝るようなことはしていませんよ」

最初の話し手は、"sorry"という言葉を謝罪として聞くことに慣れていたため、謝罪ではなく同情の表現であると理解する前に、反射的な謝罪に対しての対応をしてしまったのである。

このことは医療従事者にも関係する。同情や共感といった人間としての感情を表現するために、訓練された反応に打ち勝つことは困難である。さらに、感情を表現しようとする際には、言葉の過ちという危険に陥り、援助をするどころか、関連する医療に関する法律に抵触する責任をとっているかのように思われることになる。

この曖昧さを解決するには、自分自身の話のパターンに十分注意を払うこと

が必要である。同情を表現したいのであれば、言葉を続けて"I'm sorry for you"と必ず言うように注意することは難しいことではない。しかし、共感的な対応を表現するにはもっと良い方法がある。第5章では"sorry"という言葉をあまり使用せずに、援助を表現する別の方法を検討する。

8) 自分自身の病気や死への恐怖

　これらのテーマを個人的な問題として考えてみると、ほとんど誰もが重い病気や自分自身の死についてある程度恐怖を感じている。実際、医師や看護婦になりたいという医療従事者の願望は、「自分自身の死すべき運命や病気に罹りやすいことを否定したいという願望に基づいている」と指摘する心理学者もいる。これは対抗的な恐怖行動と呼ばれる。病人と出会っても、自分自身は傷つくこともなく、病気になることも、死ぬこともないという幻想を強めることを意味する。

　この恐怖が、一人一人にとってどれほど重要かを評価するのは難しい。しかし、ほとんどの医療従事者は、ある程度、病気と死を恐れているであろう。これによって、感情を込めて患者と接することが困難になるかもしれない。特に自分自身と似ていると思われる患者の場合にはそうである。自らを患者と同一視すると、「明日はわが身」と考えてしまうことになる。一方、このような考え方は医療従事者と患者との間にある見えない壁を作ることになる[19]。この態度がすべての医療従事者にとって重要である場合とそうでない場合とがある。しかしながら医師本人、あるいは両親や子どもや兄弟姉妹と似ているような患者を担当することが、医師にとって非常にやりにくいことからも明らかである。

　このような経験をするとき、自分自身の不快感の原因を見わける手助けになれば、ここでの訓練には価値があることになる。もし特定の状況を避けたいという欲求が、部分的でもこのような動機に基づいているとわかれば、その避けようとする傾向にもっとうまく対応することができるであろう。

9) 臨床現場での階級に関する恐怖

　悪い知らせについて話し合うことを困難にする事柄のリストに、最後に付け加えた方がよいものがある。それは私達が現実の世界に生きているという事実である。現実の世界では、すべての医療従事者が、おそらく自分自身の病気や死への恐怖、あるいは教えられていないという恐怖などのため、悪い知らせに

ついて話し合うことが重要であると考えているわけではない。このことは悪い知らせについて話し合おうとする際、自分がチームの中で若いメンバーであった場合、チームの年輩のスタッフから時としてプレッシャーを受けることがあることを意味する。もっと旧式の階級制度においては、例えば60年代のイギリスでは、年輩の医師が「私の患者で"がん"があると言われた者はいない」と言うことは、よくある話であった。現在、倫理的および法律的理由から、このような立場を主張することは少なくなった。しかし、同様の退化した感情的な反応に遭遇する可能性はある。そして、あなたが他の誰かの指示に反するような行動をとらなければならない場合、情報と援助を求めてくる患者の要求に応えることが非常に難しいと感じられるかもしれない。第6章で述べるが、この状態から幸い、脱出する手段がある。というのは、いかなる状況でも立場は逆になるが、先輩医師から患者を常に弁護し、患者の疑問、反応、知識そして疑いを、その先輩医師に伝えることができるからである。

III さらに大きな困難：死への直面

これまで悪い知らせを伝えることそのものが、患者と医療従事者にいかに不快感をもたらすものであるかを見てきた。大部分の場合、患者と共有しなければならない悪い知らせには、死の絶対的な脅威が含まれているわけではないが、これが含まれる場合、あなたと患者の両者にとって面談はかなり厳しいものとなり、困難も増すことになる。これについては多くの理由があり、この不快感の原因について考えるために、多少の時間を割くことは意義深いことである。その原因を、死に対する社会的態度と患者の死への恐怖に基づいて取り扱っていくことにする。それから、患者が生命の終局に直面したときにたどる推移についてまとめ、そのプロセスを理解する実際的な方法を提案する。

1. 死に対する社会的態度

現代社会は、事実上死を否認している段階にある。この段階はおそらく変遷するものであり、この否認の段階も徐々に消え始めているのかもしれない。しかし、現在、死というテーマは、"究極のひわい"や"最後のタブー"とよく

第2章　悪い知らせを伝えることはなぜ難しいのか　27

言われる。これは、少なくとも私達の社会では、死について語ることが困難であることを反映している。繰り返しになるが、この否認の代償は、生命が脅かされ、死に直面しなければならない者によって支払われることになる。そして、患者に死の脅威を伝えなければならない時に、医療従事者によってもその代償は支払われるのである。死を恐れる主な社会的根源については、他で詳細に述べられているが[20]、ここで簡単に整理する。

1) 死を家庭で経験しないこと

　現在、大部分の大人は若くて感受性の強い時に、家で誰かが死を迎えるのを見たことがない。これは1世紀ほど前の状況とは非常に対照的である。

　第一に何世紀もの間、西洋の家族は世代を越えて同居していた。これは単に夫婦に子どもが産まれても、そのまま両親と一緒に暮らし、孫と祖父母が同居していたことを意味する。子ども自身が親になる時、あるいはそれ以前に家を出ていくという核家族の様式は、比較的最近のことである。第二に過去40〜50年前まで、ほとんどの死は家で起こっていた。ビクトリア時代には95%以上がそうであった。これに対して、現在、大半の死は病院または施設で起きている。

　このことは、数十年前には大部分の人が死を家で経験していたのに、現在では大部分の大人が子どもの時代に家で家族が死ぬのを見ていないことを意味する。しかし、死を家で目の当たりにすることが、必ずしも望ましいというわけではない。ただ50年前、子どもは大家族の一員として成長し、生命の継続性、加齢のプロセス、そして死という自然の必然性の感覚を刻み込まれていたことを単に意味する。つまり、「おまえが年をとったらお父さんのようになり、もっと年をとったらおじいさんのようになり、もっともっと年をとったら死ぬんだよ」というように。しかし、大家族の消失、そして死が医師や施設の領域に入ると共に、大部分の人は生命の継続性の感覚を失ってきた。今や死のプロセスは、本質的に異質で、生の営みから分離されたものとして捉えられるようになった。

2) 健康と生への高い期待

　「医学は飛躍的に進歩している」とマスコミで過剰に報道されたり、「病気の治療に驚異的な発展がみられた」というニュースが絶えず流されている。人々は無意識のうちに健康への期待を高め、不死というあくなき欲求もかき立

てられている。このことは、次のような事実に一個人として直面するのをますます困難にしている。それは、"世間の人々"はテレビや新聞に出ていたような奇跡を成し遂げているのに対して、自分自身は不治の病に冒されているということである。繰り返しになるが、医学や健康を促進することは、良いことでも悪いことでもない。それは単に代償を伴う態度に過ぎない。そして、その代償が死に直面している人々と、援助しようとする人々によって支払われているということである。

3) 物質偏重主義

　現代社会の物質主義の価値観を評価することは、臨床用の本の範囲を超えているかもしれない。しかし、物質主義の価値観の評価は、悪い知らせを伝えることに関連している。社会は慣習的に個人の価値を物質的、有形の価値の観点から評価している。「ディビッドはどんな人か」を誰かに尋ねる場合、彼の仕事、地位、実績、そしておそらく彼の家庭や家族に関する答えを期待するであろう。「ディビッドは実存主義者ですよ」というような、物質的ではなく、彼の信条に関する答えが返ってくると驚くことになるであろう。日常生活では物質に基づいた評価基準を盲目的に受け入れており、それがもとになっている。ここでは、それが良いとか悪いとかの見解は述べない。しかし、誰もが死について知っている一つの事実は、死は物質的な財産からの別れを意味するということである。よって、物質的な財産に高い価値が置かれる社会では、社会の人々と治療にあたる人々に対して、死への高い代償が求められるのである。

4) 宗教の役割の変化

　社会について大がかりな宗教的な調査を試みるまでもなく、宗教の役割は変化したと言えるであろう。そして、唯一無二で外界に存在し、人間の形をした神に対する共通の信仰は、もはや細分化され個別化されていると言うことができるであろう。宗教は現在、前世紀と比較して、より個人の哲学的な立場をとるようになった。誰もが神と来世について同一の考えを共有していると見なすことは、もはや不可能である。ビクトリア時代の医師は、患者に「あなたの魂は、潮が引くとあなたの創造主の御もとにあるでしょう」と言っていた。この言葉は純粋に事実と慰めの言葉を意味していた。現在、そのような言葉によって、大部分の患者が安心するとは考えられない。宗教は多くの人々にとってや

はり重要なものであるが、より個別化している。そして、聖職者ではない医療従事者にとって、援助する手段として容易に活用できるものではない。

　これらの理由から社会は死に関しては発展途上であると言えるであろう。社会において死へのプロセスは、納得し難く恐ろしいものとみなされている。そして、死にゆく人と生きている人との間には大きな隔たりができているのである。こうして、死に関するあらゆる会話がますます不快なものになっている。悪い知らせを伝える面談は特殊ではあるが、決して稀ではない。これまで死への不快感をもたらす社会的な要素について述べてきたが、これに追加して個人的な要素について述べる。

2. 患者の死に関する恐怖

　末期の病気と死に関する恐怖は、画一的というわけではない。個人によって異なる、多くの恐怖が存在する。「人間は一人一人特有の恐怖と心配事を抱えている」と言っても過言ではないであろう。この個々の恐怖をどのように明確にし、どのように対応するかは後の章で述べることにする。末期の病気と死に関する恐怖の分類を**表1**に示す。ここで重要なことは、死に関する恐怖は本質的に普遍的なものではなく、個別的なものであるということである。死に関する恐怖に対応する際、患者が特に恐れていることを想像するのではなく、患者自身から引き出すことが重要である。このことについては第5章で述べることにする。

表1　末期の病気と死に関する恐怖

1. 身体疾患への恐怖
    身体症状（痛み、嘔気など）、身体障害（麻痺、運動能力の喪失）
2. 精神的な影響への恐怖
    対処できないこと、心身の衰弱、正気でなくなること、痴呆、自分でコントロールできなくなること
3. 死への恐怖
    実存的恐怖、宗教上の心配事
4. 治療に関する恐怖
    副作用（脱毛、痛み）、手術（痛み、切断）、外見の変化（手術、人工肛門造設、乳房切除）
5. 家族や友人への恐怖
    性的魅力の喪失、性機能の喪失、重荷になること、家族内における役割喪失
6. 経済的・社会的地位・仕事への恐怖
    仕事・権力・地位の喪失（一家の大黒柱として）、仕事上の医療保険の喪失、治療費、社会からの離脱

3. 死へのプロセスの3段階モデル

　一般に社会では、特に患者にとって、死はかなりの不快感をもたらすものであると述べてきた。医療従事者は"初期段階"から患者のケアをし、死へのプロセスを共に見つめていく立場にある。ここで言う"初期段階"とは、患者が知識に基づく抽象概念としてではなく、個人の現実として死の可能性に初めて気づいた瞬間をさす[21]。そこで次に死へのプロセスについて検討することにする。

　死へのプロセスは数多く記載され、概念的な枠組みもいくつか提唱されている。これらの中でElisabeth Kübler-Ross博士のものが、最もよく知られている[22]。彼女は死へのプロセスに関する新たな側面を見い出したのである。彼女は死へのプロセスを5段階に分類し、それらを、①否認、②怒り、③取り引き、④抑うつ、⑤受容と名付けた。このモデルは医療従事者や一般の人々の間で急速に広まり、世界中で利用され受け継がれている。

　これは確かに新しい重要な研究であった。しかし、実際に死に直面している

患者のケアにおいて、これを適用するのは非常に困難であった。この考え方は実際の医療現場での出来事と一致せず、次に何が起こるのか、どのような基準で患者の反応に対応したら良いのかといった医療従事者の悩みを解決できないことが多くみられた。

　Kübler-Ross博士の考え方には、二つの大きな欠点がある。第一に、この5段階は死の脅威に対する重要な共通の反応ではあるが、受容以外はどれも真の死へのプロセスではないということである。第二に、人間はこのプロセスの中の感情を順を追って経験するわけではないということである。これらの感情が、さまざまな形で混ざりあって表れるのである。死へのプロセスは、死の脅威に対する患者の反応を理解する上でも、また、患者が死の脅威を感じるようになる悪い知らせを伝える面談においても非常に重要である。そこで、このことについてしばらく考えることにする。

1) 反応と段階

　死のような深刻な脅威に直面した人の反応は、一般的なプロセスや診断時における反応とは異なっており、特有の反応を示す。さらにその反応は、過去の困難に対する反応と同じであることが多い。つまり患者の感情は、患者がその時点でどの段階にいるのかではなく、その患者自身のことを示しているのである。私達は皆、成長と共に特有の感情のレパートリーを築き上げていく。これはおそらく、子ども時代の経験やその他の要因に影響されると考えられる。怒りっぽい人もいれば、そうでない人もいる。不幸や困難に背を向け、それらから逃げ出そうとして、かえって災難に遭う人もいれば、それらと向き合ってできるだけ早く最悪の事態を知ろうとする人もいる。未解決の難題に取り組もうとして、挫折する人もいれば、難なくそれを解決する人もいる。皆それぞれ、特有の内面的な感情のパレットを持っているのである。そして、そのパレットから自分独自の反応を取り出してくる。したがってこれらの反応は、普遍的なプロセスの段階としてではなく、個人の感情の本質的な要素として表れるのである。

2) 同時に抱く感情と順を追って抱く感情

　実際、人は順を追って感情を抱いているというよりは、同時に感情を抱いていると言えるであろう。例えば、子どもがスーパーマーケットで迷子になり、

しばらくして見つかった場合を考えてみよう。子どもが見つかったその瞬間、両親は安堵感、罪悪感、嬉しさ、子どもと自分自身の両方に対する怒り、起こり得る危険に対する恐怖、そして後悔のすべてを同時に感じるであろう。これらの感情は順番に現れるものではない。混在し、同時に現れてくるものである。

この例は、死の可能性に直面した場合とよく似ている。死に直面すると、否認と怒りが同時に現れることがある。例えば、医師が誤診しているのではないかと非難するなどの否認を示しながら、患者は病気に対して怒ったり、医師に対して恨んだりすることがある。理論的に考えると、これらの感情は矛盾している。存在を否定しているものにどうやって怒りをぶつけることができるであろうか？しかし、それらは頻繁に共存しているのである。これらの感情は、あくまでも人の心の動き方である。人の心はカメレオンというよりは、モザイクであると考えたほうがわかりやすいであろう。

3）5段階モデルに欠けている反応

患者の死に対する反応には、前述の5段階モデルに含まれていないものもある。第一に、恐怖である。これは最も顕著に表れる。死に対する恐怖は、きわめて普遍的なものである[23]。したがって恐怖を示さない患者は、「この人は本当に事態を理解しているのだろうか？」と思われるに違いない。もちろん例外的な人も存在する。自分の生き方に非常に満足し精神的にも安定しているため、落ち着いて生の終わりを迎えられる人などである。しかし、このような人は稀である。仮に患者が恐怖を示さなければ、その人は意識的あるいは無意識的に誤解していると考えたほうが良い。死へのプロセスを考える際には、必ず恐怖について触れる必要がある。

第二に、罪悪感がある。第5章で詳しく考察するが、罪悪感は死に対して共通して見られる反応であり、多くの場合に認められる。したがって、この反応もあらゆる臨床に関する概念的枠組みに含まれるべきである。第三に、希望と絶望は周期的に交互に入れ替わる傾向がみられることである。したがって、希望と絶望が同一の事実に対する交互の感情的反応であることを理解しなければならない。そうしなければ、患者の心の動きを"追う"ことは極めて難しい。さらに、悪い知らせは患者を圧倒するものである。この時、患者は物事を全体的に把握する感覚を維持するために、対処方法としてユーモアを用いることが多い。このことも概念的枠組みに含める必要がある。

4) 誤った概念

"取り引き"は、全員が通過する段階ではない。それは特定の人によって用いられ、知的解釈に基づく試みの一つである。これは、恐れている最悪のシナリオと、希望する最善のシナリオとの間に、納得いくつながりを持たせるために行われる。言い換えると、"取り引き"は段階というよりも、個人的な対処方法である。

5) 死へのプロセスの3段階モデル

前述の理由により、実際には死へのプロセスを5段階モデルで説明することはできない。最も広い視野で見れば、死に直面して人は不死という概念につきものの幻想を伴う"いつもの生活"から、もし到達すれば差し迫った不可避のものとしての"死の受容"という方向へと移行すると思われる。「私がいつか死ぬことはわかっているが、あたかも死ぬことなどないかのように普段は行動している」と特徴づけられる"正常な生活"から、「今、患っているこの病気で死ぬかもしれない」とわかった、死へのプロセスの"初期段階"、「患っているこの病気で死ぬであろうが、今は大丈夫である」と思っている"中期段階"、そして「私はもうすぐ死ぬ」と思う"最終段階"へ移行すると考えられる。

死が差し迫っていることを、完全に受け入れる"最終段階"に達していても、いなくても、医療従事者として目にする各段階で患者の表す反応は、段階に見られる特色ではない。患者と患者のとる対処方法の特色を表わしているのである。死へのプロセスを考慮する上で、この概念的な枠組みの方が、より論理的かつ実際的だと思われる。このことを表2にまとめる。

表2　死へのプロセスの3段階モデル

1. 初期段階：脅威との直面
　　混合した反応であり、人によって様相が異なる
　　その反応は、恐怖、心配、ショック、疑い、怒り、否認、罪悪感、ユーモア、希望・絶望、取り引きのうちのいくつかを、またはすべてを含む

2. 中期（慢性期）段階：病気の状態
　　1) 初期に見られた反応のうち、解消可能な要素は解消されている
　　2) 感情の激しい部分はすべてにおいて、弱まっている（"モノクロの状態"）
　　3) 抑うつが一般的に見られる

3. 最終段階：受容
　　1) 患者の死の受容によって定義される
　　2) ただし、患者が苦痛に思っていない、普通にコミュニケーションをはかっている、患者が正常に意思決定している場合は、必ずしもこの段階を通過しない

(1) 初期段階：脅威との直面

　患者が初めて生への脅威を現実のものと認識すると、ストレスに対する患者特有の急性の激しい反応を示す。例えば怒りっぽい人は怒り、マイナス思考の人はますます否定的に考えるなどである。したがって、医療従事者として目にするものは、患者の小さな肖像である。もし、患者の生涯で起こった重大な過去の瞬間に立ち会っていたならば、同様の反応を目にしたであろう。
　脅威と直面する初期段階では、患者特有の反応は本質的には変わらないこと、経過とともに（援助することにより）解消することがあること、反応の強さが弱まっていくことを理解し、認識することが重要である。第5章の最初の部分において、患者の反応について検討し、特有の反応が患者の助けになっているかどうかを評価し、その反応が患者の助けとなっていないのであれば、この状況を改善することができるのかどうかを評価することについて述べることにする。

(2) 中期（慢性期）段階：病気の状態

　病気の状態である中期もしくは慢性期では、患者は「死を予測しながら生きている」段階にあることが多い。これは回復を期待はできないが、差し迫って死の危険はないことを患者が意識的あるいは無意識的に知っている段階である。この時期に特徴的なのは、患者が死の脅威と共存している点である。解消

しうる急性の反応は、部分的にすでに解消されている。つまり、感情の色は変わらないが、その色の強さは薄まっている。

　少数の患者では、この段階が欠如している。患者の中には援助しても、強い感情の反応を解消できないものもいる。いわば命の続く限り、全力疾走のままなのである。しかし多くの場合、部分的もしくは全体的に、初期に見られた反応は色あせ、感情の強さの起伏はなだらかになってくる。しかし、患者の生活は一見落ち着いて見えていても、正常な状態からかけ離れていることも多い。"病気の状態"の時期に、共通して認められる、ただ一つの感情があるとすれば、抑うつであろう。たいてい、急性の時期が過ぎてしまうと、ドラマは去り、家族や友人は離れていく。これは一般に援助が完全になくなったというわけではない。しかし、一旦、狼狽や一時的な混乱がおさまると、患者は孤独をより多くの時間感じることになる。この慢性期は、しばしば患者や家族にとって骨の折れる、うんざりさせられる時期である。そして、医療従事者は特に気を配らなければならない時期である。

(3) 最終段階：受容

　Kübler-Ross博士も唱えているが、最終段階は患者による死の受容と定義されている。しかし、著者らを含めて実践に携わっている多くの者は、受容は大部分の患者で認められ、有益であるが、"普通"に死と直面するうえで必ずしも明白に患者が死を受け入れる必要はないと思っている。例えば患者は苦痛なく友人や家族と"普通"にコミュニケーションをはかり、患者は適切に情報に基づいて選択していたとしよう。その場合、たとえ患者に明らかな死の受容が認められなくても、その人は完全に申し分のない態度で死に直面していると多くの医療従事者は思うであろう。そのような状況は一般的ではなく、患者の隠れた苦痛を医療従事者が見つけ出すために真剣に努力して、初めてその診断はなされるのである。そして、苦痛の徴候が見られず患者が明確に死を認めていなくても、死の受容を強要することなく援助することで差し支えないと思われる。

　ここで提唱した3段階モデルにより、患者の体験を概念化し、患者の行動を認識・予測することが可能となる。そして、この枠組みは厄介で困難な領域の実践的な指針として、ある程度、実証することになる。第5章では、さまざまな感情の反応に対するアプローチを示す。そして前半で感情の反応に対しての一般的アプローチを、後半で特定の反応について扱うことにする。

要　約

❶ 悪い知らせは、患者の将来への見通しを根底から否定的に変えてしまう知らせである。悪い知らせが"悪い"のは、患者の期待と医学的現実とに隔たりがあるからである。

❷ 健康についての悪い知らせは、患者が医師のところに訪れる前から、社会的な恥辱とされている。

❸ 患者は多くの理由から悪い知らせを恐れ、医師もまた同様である。その理由は共通するものもあるし、医療従事者としての研修により強められた付加的なものもある。

❹ 悪い知らせが死の脅威を伴っている場合、これらすべての問題はさらに悪化する。

❺ 死へのプロセスの3段階モデルは、各段階での患者の感情や反応は段階によらず、人によって違うものである。いくつかの異なった感情は同時に表出され得る。

参考図書

Becker E. The denial of death. New York：Free Press, 1973
Buckman R. I don't know what to say. London：Macmillan, 1988
Glaser BG, Strauss AL. Awareness of dying. New York：Aldine Publishing, 1965
Kübler-Ross E. On death and dying. New York：Free Press, 1969
Maynard D. Breaking bad news in clinical settings. In：Dervin B, ed. Progress in communication sciences. Norwood：Ablex, 1991

第3章 基本的なコミュニケーション技術

I 医療従事者として聞く態度

　本章の目的は、実際に患者の話に耳を傾けていることを示すために必要な技術を強調することである。特に面談の技術の訓練を受けている場合は、この題材の多くはおなじみのものかもしれない。しかし、記憶を新たにすることは決して悪いことではない。

　医療従事者は、聞くことが非常に下手であるように患者には見えることが多いようである。多くの場合、見かけよりは多少聞き上手ではあるが、良い聞き手となるための原則に注意を払っていないために、下手だと思われている。この原則は特別に複雑ではないが、日常生活の多くの場合に守られていなかったり、必要とされていなかったりするため、必要な時に自然に行うことができないのである。

　日常生活の多くの状況で、私達は聞いていることを示すのに簡単なそっけない返事をするだけで、時には動作を示すだけで全く返事をしなくても、特に大きな問題も起こさずに片付けてしまうことがある。昔のコメディーのひとこまの中に、明らかに注意を払わない聞き方を示す面白い例がある。新聞で顔を覆ったままの夫に、妻がしばらく話しかけている。「あなた、私の言うことを聞いているの？」と妻が言うと、夫はだるそうに新聞を横に置き、妻の話した話題を二言三言でまとめてみせる。これは日常生活や少なくとも喜劇の場面において、人の話を聞くという水準が低いことを示すと共に、話し手が自分の話を聞いてもらえないと思うときに感じる欲求不満をうまく描いている。しかしながら感情が高ぶっている場合は、聞いていることを話し手に示すことが一層重要になる。

II なぜ患者は不幸なのか

　臨床においても、最大の問題は患者のことばに耳を傾けていることを表現しないことによって起こる。しかも、自分がかかっている医師のコミュニケーション技術に対する患者の不満は、技術的な能力についての不満を上回っている[24]。明らかに不幸の原因は、患者の話している内容にもよるのであるが、医師の聞き方についての多くの不満は、①患者の話を聞いていない、もしくは聞いているように見えないこと[25]、②専門用語を使うこと、③患者を見下して話をすること、がその原因である。これらの問題についてさらに詳細に検討し、次に陥りやすい問題点を避けるために、聞く技術を改善する幾つかの方法について考えてみる。

1. 医師が患者の話を聞いていないこと

　医師として最も犯しやすい過ちの一つは、ただ単に患者に話をさせないということである。患者と医師との面談に関する詳細な研究[26]において、驚くべき結果が明らかになっている。一般内科の診療において、患者は1.2から3.9の数の主訴を持って来院する。患者が医師に遮られることなく話すことができる時間は、平均して18秒間であり、最初の話を終わらせることができるのは23パーセントの患者だけである。さらに、①最初に患者が訴えることが必ずしも重要でない場合があること、②途中で遮らずに話させたとしても、患者は一般に150秒以上は話さないこと（したがって遮ることによって、どのみち132秒しか節約できなかったわけである！）に気づくことは有用である。
　これに対する対策は、それほど難しいことではない。すなわち、効果的な聞き方を行うことにより、患者の医師に対する満足度が上がるのである[27]。そして、患者が自分の話を自分自身の言葉で話すことができること[28]、自分の感情を表現すること[29]が許された場合は、なおさらである。また、医師が示した治療計画に対する信頼性を高めるとともに[31]、ひいては医師の能力を高く評価すること[30]になるのである。この章の後半において患者の話したことに耳を傾け、聞いていることを示す技術について触れることにする。

■基本原則－3

患者に話をさせなさい。そしてあなたが聞いているということを示しなさい。

2. 医師は医学用語を頻繁に使うこと

　医療従事者は患者に話をする場合、患者がわからないような専門用語を使う傾向がある。もちろん専門家にとっては、専門用語は正確な情報を短時間で伝える手段として非常に有用である。しかし、患者にとって専門用語とは、医師が悪い知らせや他のつらくて心配を伴うような情報について話したくないために、ごまかす手段として使うものと思われている。専門用語は患者を混乱させたり疎外させたりして、誤った理解[32]や解釈[33]をしばしばもたらしてしまうことが報告されている。事実、患者の半数あまりは、医療従事者の話した内容の重要な部分を誤って理解しており[34]、話した内容の平均して50パーセントは忘れられている[35]。"医学用語"に勝る平易な言葉の有用性については、後の第4章で強調することにする。

3. 医師は患者を見下して話をすること

　コミュニケーションを困難にするもう一つの主な原因としては、医療従事者が患者に威圧的な態度をとり、見下して話をすることが多いという事実である[35]。すべての患者が必ずしも、対等なコミュニケーションを望んでいるわけではないということも言及しておかなくてはならない。事実、患者が予め抱いている理想的な患者・医師関係が、患者の満足感に大きな影響を与えることがある。医師はお互いの関係を共有する平等主義者でありたいと思っていても、患者によっては医師の権威ある姿を望んでいることがある。また、医師は科学者として振る舞いたいと思っているのに、患者は医師に今までにない、すばらしい両親の代わりを願っていることもある。さらに医師は患者に対して一個人として親しく接したいと思っているのに、患者は医学的技術以上のことは望んでいないということもある[37]。いかなる場合にも、恩着せがましく振る舞う誘惑に陥りやすく[38]、他の患者とは異なる患者・医師関係を望むという事実に医

師は敏感でなければならない。コミュニケーションに関しては、全員に合う方法はない。

　医師にとって行き違いを避ける最善の方法は、できるだけ患者と対等に話そうと試みることである。これは大半の患者が望んでいることである。もし患者が医師に上位の立場をとって、相互関係をまかせることを望んでいれば（特に年輩の患者に共通するが[39]）、「先生、どうすればいいかおっしゃって下さい。私には決められません」、あるいは、「先生、私にとって何が一番いいのかご存じでしょう」と患者は言うかもしれない。患者のサインから、まかせる立場もあり得ることを考えて、患者への接し方に柔軟性を持たせることが有益である[40]。

III 面談のための基本的なステップ

　患者と医療従事者との対話には、基本的構造がある。それは特に複雑なものではないが、残念ながらほとんどの医療従事者は、それが何なのか一度も聞いたことはない。したがってそれを理解していないために、患者の期待に応えられないこともある。基本的構造を要約すると、①聞くための準備、②質問すること、③効果的に傾聴すること、④聞いていることを示すこと、⑤応答することである。本章の残りの部分で、患者と医者の両者が面談をできるだけ効果的、かつ満足できるように進めるうえで役立つガイドラインに焦点を当てることにする。次の第4章では、悪い知らせを伝えるためのアプローチを構成する追加的な枠組みを示すことにする。

1. 聞くための準備

　すべての面談はうまくいかない可能性を含んでいる。そして、その不満足の徴候は最初の数分間にしばしば現れる。面談の量は常に未知であり、患者にとってもあなたにとっても、ありとあらゆる不愉快な驚きがあるかもしれない。どのような面談を始める時にも、あなたにとっても患者にとってもいかなる不快感をも最小限にするように、面談の状況と環境を正しく整えるのにわずかな時間を費やす価値はある。その多くは礼儀正しい態度で接するだけのことである。しかし、もしそれを行わないと、あなたは無礼かつ不作法であるというふ

うに思われてしまうことになるであろう。ここでほんの少し余分の努力をすることが、後に役立つことになるのである。

このガイドラインに従いやすくするために、医療従事者が通常行う面談を順を追って考えていくことにする。

1) 自己紹介

どのような面談を始める前にも、あなたが誰で何をしている人物なのかを、患者が知っているかどうかを確かめるようにする。勿論、定期的に患者に会っているのであれば、その必要はない。しかし、たった一度しか会ったことのない患者や一度も会ったことのない患者に対しては、面談を行うことに熱心なあまり、自己紹介も忘れてしまうことがある。このようなことはあってはならない。

もし初対面であれば、患者からファーストネームで呼ぶように言われたのでなければ、患者の名字を使うように勧められている。これは患者と自分の年齢や心地よさによるが、"ナンシー"と始めて面談を凍り付いたものにしてしまうよりは、"スミス夫人"で始めて、患者に勧められてから"ナンシー"に移行した方が相手の気分を害することはずっと少ないであろう。自分自身を紹介する場合は、手短にあなたが何をしているのかを説明するようにする。もしあなたが医学生であれば、そのように言いなさい。医学生が何たるものであるかは誰でも知っているし、医師は誰でも以前は医学生である。

2) 握 手

もしあなたが医師や医学生であれば、自己紹介の一部として面談の度に患者と握手して始めるのがよいかもしれない。看護婦といった職種や忙しい救急治療室のようなある種の状況においては、さまざまな理由により、必ずしも患者が期待する行為ではないであろう。もしあなたが握手する習慣を身につけ、それを自然に気持ちよく行うことができれば、面談を開始する際の緊張を和らげることができるのがわかるであろう。もちろんそれは、文字どおり個人的なふれあいであり、医師と患者の両者に親しみを表すことが必要である。従って、握手をすることは、少なくともある部分においては、同じ人間同士であるということを患者に伝える一つの方法であるといえる。

> **ポイント**
> 　握手は家族の関係をも語ってくれることがある。多くの場合、患者の配偶者も同様に手を差し出すかもしれない。そこであなたは配偶者と握手する前に必ず患者と握手するようにしなくてはならない。たとえ配偶者の方があなたの近くにいたとしてもである。このことによって患者が第一であって、配偶者はチームの重要な人物ではあるが、患者の次であるということを示すことになる。

　もし医師になってまだ日が浅ければ、最初は当然、患者と握手するのは少し抵抗があるかもしれない。しかし、それがあたりまえに感じられるようになるまで、練習を積み重ねる価値はある。面談の最初の部分であなたが心地よく感じるちょっとした動作が、その後の長い過程において、患者の心を和ませることになるのである。
　一般的な礼儀について述べてきたが、次に良好なコミュニケーションを得るために、面談の環境ができるだけ意思疎通しやすい状態にあることを確認することが望まれる。

3) 環　境

　面談の状況を調整する上で、すべての医療従事者によるあらゆる重要なコミュニケーションにおいて、決して破ってはいけない重要な第一の原則は"座ること"である。座ることが絶対に不可能な場合だけは仕方がないが、立ったままで重要な面談を行うことは控えるべきである。このことに関しては、第4章に幾つかのヒントをあげる。あなたが何に座ろうと、それが椅子、ベッド、丸椅子、あるいは椅子型便器であっても構わない。病院のベッドサイドには、これ以外に座るものがないことが多い。

> **ポイント**
> 　もし椅子型便器が唯一の腰掛けられるものであれば、患者にそこに座ってもよいかを最初に尋ねるべきである。そうしないと患者に気恥ずかしい思いをさせることになるかもしれない。何らかの困ったことが起こりそうな原因がある場合、もしあなたと患者の両者がそれに気づいていることが

わかり、確認することができれば、その悪影響を明らかに減らすことができる。

　どのように行うにせよ、座るという行為自体が、重要なシグナルを患者に送ることになる。すなわち、あなたはそこで患者の話を聞こうとしているのであり、多かれ少なかれ患者のコントロール下にあり、あなたの目線が患者と同じ高さにあれば、威圧的ではないコミュニケーションをしようとしていることを示すことになる。さらに臨床では、医師が立ったままでいるよりも、座っている場合の方が、患者は医師がベッドサイドでより長い時間いてくれたと感じるようである[41]。したがって座るという行為は、患者が医師をコントロールしていて、医師はそこで話を聞こうとしているのだということを患者に示すだけでなく、あなたの時間の節約にもなるのである。

■基本原則-4

　悪い知らせを伝える場合には、絶対に不可能というのではない限り座りなさい。

　第二の原則は、あなたの前からすべての障害物を取り除くことである。そしてあなたと患者との間から、ベッドサイドテーブル、お盆、その他ゴチャゴチャとしたものすべてを動かしなさい。テレビやラジオは数分間スイッチを切ってもらうように頼みなさい。事務所や部屋にいる場合は、あなたの椅子を動かして、患者と机越しではなく近くで向き合うようにするのがよい。

ポイント

　もし家具を動かすことがばつの悪いことなら、そのようにしたいことを口に出して言うのがよい。例えば「このお盆をどかしましょう。そうすればもっと自由に話ができると思いますよ」とか「集中できるように、ほんの少しの間テレビを消してもいいですか？」などである。

第三の原則は、必要に応じて患者に準備をさせることである。診察を終えたばかりであれば、患者が服を着るのを待ったり、あるいは介助したりすることで、人格を持った人としての品性を取り戻すことができるのである。
　第四の原則は、患者から適度な距離をおいて座ることである。この距離は"身体の緩衝地帯"(body buffer zone) と呼ばれるが、文化によって多様性があるようである。アメリカの文化では、プライベートな事柄にかかわる会話の場合、50〜90cmの距離が適当とされている[42]。このことは、ベッドの端に立ったままでいる医師が何か疎遠に見えるもう一つの理由である。"180cm離れて90cm上"の距離は、時に"ブリティッシュ・ポジション"(British position) として知られている。
　座った時の高さについても知っておくと便利なので、後の第5章で扱うことにする。しかしながらとりあえず、あなたの標準的な位置は、あなたと患者がほぼ同じ目の高さとなるところがよい。

4) あなたの姿勢

　環境を整えたら、自分自身がリラックスするよう努め、またそのように見えるようにするのがよい。特に自分自身がリラックスしていると感じられない場合は、なおさらである。自分自身をリラックスさせるためには、両足を床につけて楽に座りなさい。肩の力を抜くようにしなさい。コートやジャケットを着ている場合はそれを脱ぐとよい。そうすれば相手は、あなたが直ぐには席を立つつもりがないことがわかるのである。両手は膝の上に置きなさい。一般的には、足を組んで椅子の背にもたれている姿勢は、あまりにもくだけすぎであり、悪い知らせを伝える面談にはふさわしくないと思われる。

5) 患者に触れることの是非

　患者に触れることについては、医学部の卒前教育の中で特に詳しく教えられることはあまりない[43]。すなわち、大部分の医師は患者に触れることがよいかどうか、またその仕方についての特定のガイドラインを持っていない。したがって経験を積むまで、面談の技術として患者に触れることについては、とまどいがちである。患者が初めて医師に会った時に、触れられることを期待してはいないかもしれない[44]。しかしながら、データとしては多少説得力に欠けるが、面談において患者に触れることは意味があるという証拠はある。患者との握手

をすませているのならば、患者に触れることに対する"障壁"は既にある程度壊されているのであり、面談を開始するうえで一つの有利な点となる。

　面談の中で少なくとも1回は患者に触れる事を試みるべきである。もしそのことに抵抗感があるなら、他の医師がどのように行っているか、あるいは触れているかいないかを観察してみるとよい。ちょっとした向上心により、自分の能力を驚くほど高めることになるかもしれない。医師や看護婦が患者に触れることは、面談の中のより緊張した場面で、患者と医師との物理的距離と同様に感情的な隔たりをも狭めることになる。患者に触れることの最も重要な要素は、患者の反応に対して感覚が鋭くなることである。もし患者が心地よく感じているのであれば続けなさい。もしそうでないなら中止した方がよい。患者に触れることは、例えば好色とか、攻撃的とか、または支配的だとか誤解される場合がある。よく言われることであるが、もし誤解される可能性が少しでもあるなら、患者の腰から下の足や膝に触れるのは避け、物理的な接触は腕と肩に限定するべきである。もし面談中に全く触れる機会がなかった場合は、面談の最後に親しみを込めてそっと腕に触れるということが時として意味を持つ。

6) これらのことは単に小うるさいだけのことであろうか？

　今この部分を読んでいるあなたは、このような微に入り細を穿つことがらが幾分小うるさく思われ、しかも時間の浪費であると感じられるかもしれない。しかし実際にはそうではないのである。これらのことをきちんとするには、長い時間を要するように思われるかもしれないが、実際はほんの20秒か30秒のことであり、その後の両者の何分もの不満な時間を節約できるのである。どんなに小うるさく思えても、これは面談を安定した軌道に乗せて開始し、あなたが患者にとって援助する役目をもっているのだというシグナルをただちに患者に伝える大切なポイントなのである。さらにこれらすべてを行うことにより、自分自身がよりリラックスした気持ちになることができる。なぜならあなたはおなじみのパターンに従って、患者に伝えようとしているメッセージをコントロールしているからである。

2. 質問すること

　臨床における面談は、単なる会話以上のものである。確かに社交的な対話も

含まれ、しばしば日常会話的な要素が含まれることも意味がある。しかし、方向が定まらない、焦点のはっきりしない会話より、はるかに大きな意味を持っている。この臨床における面談は、特別かつ有効な手段となる。それは、①患者が情報を提供する、②医師が情報を収集する、③医師が他の情報を患者に伝える、④互いの意見や感情を交換する、という点である。

質問は面談における基本的な手段の一つであり、主に"閉じられた質問"(closed question)と"開かれた質問"(open question)の2種類がある。

1) 閉じられた質問

閉じられた質問は、ある特定の問題に限定して焦点を当てており、「はい」か「いいえ」、あるいはいくつかの選択肢といった限られた数の答えを患者にさせようとするものである。病歴聴取において、最初の質問であり、また開かれた質問である「あなたがここにいらっしゃった一番の問題は何ですか？」を別とすると、全てこの閉じられた質問である。閉じられた質問としては、「足首が腫れていますか？」(答えは、「はい」か「いいえ」となるはずである)、「夜中に何回トイレに起きますか？」(答えは回数である)などである。閉じられた質問は病歴聴取のための主要な要素であり、特定の情報を迅速に集めるのに効果的な方法である。しかしながら、患者が出来事をどのように解釈し、描写し、そしてそれに対してどのように反応したかといったことについて表現する自由を与えてはいない。したがって閉じられた質問は、医師が気づいていないことや、尋ねていない事柄に話がいかないことになるのである。

2) 開かれた質問

開かれた質問は、患者の好むやり方で自由に答えさせるものである。例えば、「ご気分はいかがですか？」、「その知らせを聞いてどうされましたか？」、「その胸の痛みを何だと思いましたか？」などである。開かれた質問の本質は、答え始める前に患者の関心事を限定したり、患者が答える際に予め敷かれた思考のレールに乗せたりしないことである。確かに開かれた質問は、特定の問題についての詳細な情報を必要としている場合には有効ではない。しかし、①新たな領域の質問をしようとしている場合、②方向性を探っている場合、③患者がどう感じたのか、またはどう感じているのかを明確には理解しかねている場合、開かれた質問は極めて有効である。

3) 先入観のある質問（姿を変えた主張）

　質問の形で表現されていても、実は全くそうではないことがある。"先入観のある質問"(biased question) は質問の形式を取りながら、その状況に対する評価を述べようとするものである。多くの場合、先入観のある質問は自分自身の心理的葛藤を反映している。すなわち、患者の状況に対して評価してはならないとわかっているのであるが、そうしたいという強い欲求を感じているような場合である。医療従事者は、質問の形に姿を変えて評価していることがある。例えば次のようなものがそうである。

　　患者「…それで生理が遅れていますので、妊娠したと思うんですが」
　　医師「家も仕事もない時に妊娠するなんて、軽率だと思いませんか？」

「軽率である」と評価していることは明らかであり、「思いませんか？」という質問は修辞的である。悪い知らせを伝える面談において、医療従事者は他人や自分自身に対して、このような傾向にあることに常に注意しなければならない。なぜなら先入観のある質問は、敵意を増大させたり、面談の雰囲気を急に変えたりすることになり、しかも質問した当人は何がいけなかったのか気づいていないからである。

3. 効果的に傾聴すること（患者が話をするように促すこと）

　患者が質問に答える際に、聞き手は聞く姿勢にあるということを示すようにする。これは会話を促進する基本的な技術である。悪い知らせを伝える面談の場合だけでなく、患者とのすべての関わりにおいて、あなたの技術の中の一つにするのがよい。以下に主なガイドラインを示す。

1) 患者に話をさせる

　患者が話をしている時に、話しかけないようにする。患者が話し終えるのを待ってから、自分の話を始める。この最も単純な原則がおそらく最も無視され、この原則を守らないと、医師は患者の話をまともに聞かないという印象を与えることになる。話題が定まらず、多弁な患者を方向づけることが本当に必要でない限り、話を遮らないようにする。

> **■基本原則ー5**
> 　　絶対に必要な場合以外、患者の話を遮ってはならない。

2) 患者が話しやすいよう促す

　うなずく、間をおく、微笑む、「はい」、「ふんふん」や「もっと話して下さい」と言う、などのような方法をとるとよい。患者が話している間はできるだけ目線を合わせなさい。時に内容が非常に緊張したものとなったら、ちょっと目をそらして患者が話しやすいようにしてもよい。病歴聴取を終えてカルテに記載しようとして、その後のやりとりを遮ることがないようにする。

3) 短い沈黙に耐える

　患者が沈黙してしまった場合、直ぐに静寂を破ろうとする誘惑に抵抗する。非常に強い感情を抱くと患者はそれを言葉に表すことができず、沈黙してしまうことがある。したがって沈黙は、患者が考えることを止めてしまったわけではなく、何か重要なことを考えていたり、感じたりしていることを意味するのである。あなたが少しの間や沈黙に耐えることができるなら、患者は少し後になって　考えをうまく言葉で説明できるかもしれない。沈黙を破らなければならない場合、次のように言うのが理想的である[45]。「今、何を考えていらしたのですか？」とか「黙ってしまわれたのはどうしてですか？」、あるいはそのような内容のことを言うとよい。

> **■基本原則ー6**
> 　　沈黙は金なり。

4) 埋もれた質問に耳を傾ける

　患者は深刻な質問には、時に心理的葛藤を示す。例えば質問したいけれど、もし良い知らせであれば答えを聞きたいのだが、悪い知らせであれば答えを恐れるかもしれない。患者はあなたが話している間に、しばしば小さな声で質問し、質問を埋もれさせることで、この葛藤を表すことがある。これは稀なことではないので、注意していなければならない。患者がこのように質問を埋もれ

させようとしたら、あなたは話を止めて、「すみません。今、何かお尋ねになりましたね」というように言うとよい。おそらく患者は（一部分は）聞かれたくないので、聞いてもらえなかったという理由をつけて質問を埋もれさせているのである。

4. 聞いていることを示すこと

さて、患者は話を始め、あなたはこれを注意深く聞いたら、次のステップは聞いていることを示すことである。すなわち、これは傾聴することと完全には同義ではないのである。聞いていることを示すとは、聞き手が理解していることを示す何らかの手段であり、そこでは話し手の言葉に何らかの意味があることを示すことである。患者の話の内容を理解したことを、示すことのできる手法がある。

1) 反　復 (repetition)

座ることを別として、反復とはすべての面談の技術の中で、おそらく最も重要なテクニックであろう。患者が話していることを本当に聞き取っていることを示すため、患者の最後の文から一つないし二つのキーワードを自分の話の最初に使うようにする。ここに二つの例を示す。一方は反復を含んでおり、もう一方は反復することを省いている場合である。

患者「…それでその錠剤を1日3回飲むと、眠くなるんです」
医師「吐き気もありましたか？」

患者「…それでその錠剤を1日3回飲むと、眠くなるんです」
医師「錠剤のせいで眠くなるのですね？」

最初の例では、医師は傾眠傾向の原因となっているのが薬剤なのかどうかを熱心に調べようとしている。これは適切な目標である。この薬剤は嘔気の原因ともなるため、医師はもう一つの副作用について尋ねることにより、速やかに回答を見つけることができるのである。こうすることで、医師は患者に対してわかっていない医学的事実の関連性について述べることを省略してしまい、そ

の結果、傾眠傾向が重要ではないと見なしているかのような印象を患者に与えてしまうのである。このことは患者にとって状況によっては問題ともなり得るし、そうでない場合もあるであろう。日常一般の面談の内容では、このことはおそらくそれほど重大な問題とはならないであろう。しかし、悪い知らせを伝える面談の場合においては、医師が患者の話を聞いていることを示す、重要な機会を失ってしまう可能性がある。

　第二の例では、医師は傾眠傾向について聞いたことを示している。嘔気については、その後からでも聞くことができるのである。面談は数秒長くなるであろうが、面談の終了時点で大事な訴えである傾眠傾向が医師に投げかけられ、そしてそれはしっかりと受け止められたと理解されるであろう。これはちょうど書留郵便に似ている。反復という行為によって、受取人によってメッセージが受けとめられたことを示す受領書にサインをしているのである。

　反復は、患者の今話した内容に同意することを意味しているのではない。単に聞き取ったことを意味しているのである。面談が感情的に高揚している場合、患者の話を聞き取ることは、患者を支持する重要な要素ではあるが、患者の見解を医療従事者として承認することを意味しているわけではない。

2) 言い換え (reiteration)

　言い換えとは、患者の話したことを患者の言葉ではなく、あなたの言葉で繰り返すことを意味する。前例での答え方としては、「錠剤によって少しウトウトするようですね」となる。患者は"眠くなる"という言葉を使っており、これが言い換えの例である。

3) 反　映 (reflection)

　反映とは、さらに一歩先を聞くという行為である。患者の言ったことを聞いて、なおかつあなたの解釈を示すものである。例えば「私がお話を正しく理解しているとすると、この錠剤を飲んでいる時は、目覚めと眠りのコントロールができなくなるということなんですね…」となる。これはお互いの作用の重要な要素であり、次章でもう少し説明するが、とりあえずこれまで述べた事項が、医療従事者が聞き手として認められるための能力を高める技術であることを覚えておいていただきたい。

5. 応答すること

　これまで医療従事者は、患者の言葉を傾聴し、聞いていることを示してきた。医療従事者の仕事は、当然のことながら聞くことで終わるわけではない。もしそうであれば、簡単であるが、医療従事者は聞いた事柄に応答する必要がある。しかし、患者の全ての問題に対して答えを出さなければならないわけではない。言い換えると、医療従事者の応答は患者の表現している事柄に敏感でなければならないが、全知全能であることを示す必要はないのである。

　応答する際、幾つかの異なった選択肢から選ぶことになる。その選択肢は、必要に応じて選んで使うことのできる道具箱の中の特殊な道具であると考えたらよいであろう。次にどの技術が面談を発展させ、患者と自分自身にとって最も満足が得られるのかを決定するのに有用なガイドラインを示すことにする。

1）"追加の質問"と"意見"と"沈黙"

　どのような感情が含まれているにせよ、あなたの応答はこの三種類の方法のうちの一つにあてはまるだろう。何が起こっているかをより正確に把握するために追加の質問をするか、あなたが何を考えているかを明らかにするために意見を述べるか、あるいは患者が何かもっと話をするまで黙っているかのいずれも行うことができる。"開かれた質問"と"閉じられた質問"の違いについて既に詳しく述べたが、今回は異なった種類の表現方法について検討する。応答には幾つかの分類があるが、次に比較的単純な分類の組み合わせを示すことにする。

2) 応答の種類

(1) 事実に基づいた応答 (factual response)

　幾つかの質問には、直接的な事実に基づいた情報によって応えるのが最も良い場合がある。医療従事者には専門知識があり、すぐにはわからなくてもそれを入手できると期待されている。

(2) 攻撃的／敵意のある応答 (aggresive/hostile response)

　患者が医療従事者に敵意を表現することはよくあることである。病気が患者にとって深刻なものであれば、敵意は頻繁に表現される反応である。それはほとんどいつも恐れの外面的な表現であり、病気への恐れや将来への不安に基づ

いている。それと同じように、最も近くにいる者、例えば医師、看護婦、家族、および友人に対して怒りとして表現されることがある。不幸なことに敵意の目標であるあなたが同レベルでそれに応えれば、医療従事者としての患者との関係を危機にさらすことになる。

怒りに対してどのように応えるかの詳細は、第5章に委ねることにする。当面は医療従事者としての応答は、日常生活においてこのようなことがあった場合の応答とは異なっているという点について簡単にみてみよう。日常生活では通常、攻撃的な表現に対しては攻撃的な応答をする。これは全く自然なことであり、一方が他方に従ったり、両者がその問題を解決したり、議論を中止したりするまでエスカレートするのが普通である。臨床における面談では、この反撃となる"敵意のある応答"は、ほとんどの場合に非生産的であり、時には破滅的となる。

臨床における面談では、表現された感情そのものに応えるのではなく、怒りの根源である原因を調べる努力をすることが最善の方法である。この節の最後と第5章で再度その方法の例をみることにするが、原則は理論的には簡単である。実践するにはおよそ容易とは言えないが、怒りの表現に応答するのではなく、怒りの根源を理解し感情が存在しその根源があることを認めることである。

反対に表出された感情に対して敵意のある応答は、患者との関係における医療従事者としての立場を危うくし、将来のコミュニケーションを不安定なものにしてしまうのである。

●シナリオ

患者が肺がんと診断された場面である。

患者の言葉
「肺がんになってしまった。あなたは役立たずだ。私を治せないんだから」

敵意のある応答
「ほう、私で不十分と言うなら、他の医者を捜してかまいませんよ」

「お好きなように」という応答は、明らかに苦痛を伴うが、例えば夫婦のいさかいなどでは全く普通のことである。しかし患者と医者の関係となると、こ

の応答は事実上ドアを閉ざしてしまい、この医師は将来患者を援助するという役割から外されることになる。他の選択肢については、この節の最後に述べることにする。

(3) 判断的な応答 (judgemental response)

判断的な応答は最も言いやすく、多くの場合に最も抑えにくいものである。それは"判断すること"が医療従事者としての中心的な働きの一つであるからである。医師は臨床的な判断を行い、正常と異常とを鑑別し、判断に基づいて治療を提案することを、一貫して要求されているのである。実際、それを止めることは困難であり、それゆえ判断するような応答が全く普通であり、容易に心に浮かぶのである。

● シナリオ

> 子宮頸部の塗抹標本が陽性（子宮頸部の高度の異形成が存在）であると患者に告げた場面である。
>
> **患者の言葉**
> 「この検査が陽性になったのは、若い時からセックスをしたせいでしょうか？」

子宮頸部の異形成は、若いときから性交し始めた者や複数の相手との関係のある者により頻度が高いので、事実に基づいた応答は「はい、そうです」というような単純なものになる。一方、判断的な応答は、「勝手気ままな生活や複数の相手との関係を持つ生活はもうできませんよ。そんなことをしたら取り返しのつかないことになりますよ」となるであろう。大げさに聞こえるかもしれないが、実話に基づいた話なのである。

■ 基本原則 ― 7

> 敵意のある応答や判断的な応答がなされがちであるが、それは後に高い代償をもたらすことになる。

患者が評価や判断を求めているのでない限り、判断的な応答で一番問題なのは会話が中断しそうになることである。他のいかなる状況においても、判断的

な応答はコミュニケーションの糸を絶ってしまう。

(4) 安心させようとする応答 (reassuring response)

　安心させようとする応答の重要な要素は、患者の不安を軽減させようと試みることである。この目的は本質的には間違っていない。問題なのは安心させようとする応答が、患者の心配事を聞く前に直ぐに無意識的になされることである。このような状況では、患者の感情を見くびっていることになり、援助する手段としてよりは、むしろ無視していると受け止められてしまうことである。

> ●シナリオ
>
> 　患者は母親で、軽症の全身性エリテマトーデス（膠原病）のため早期で軽度の関節症のみられる場面である。
>
> 　患者の言葉
> 　「子ども達の世話ができなくなってしまうのではないかと、とても心配なんです」
>
> 　安心させようとする応答
> 　「そのようなことで心配することはありません。私だったら、そのような心配は将来するでしょう」

　この医師の動機をここで批判するつもりはない。この医師は明らかに患者の不安を軽減してあげたいと思っている。患者が心配していることを認めないで、直ぐに安心させようとする応答の問題は、期待するような効果は得られないということである。

■基本原則-8

　患者の感情に気づかずに直ぐに安心させようとしても、安心させることはできない。

(5) 共感的な応答 (empathic response)

　共感的な応答は、患者の感情に応えることのできる最も重要な方法の一つである。しかし、医学生やその他の人々は、共感的な応答という表現とその本質をしばしば誤解している。共感的な応答には、三つの本質的な要素がある。そ

れは、①患者が経験している感情に気づくこと、②その感情の根源、言い換えるとその根源となる原因を確認すること、③感情とその原因との関連性について患者に話すという方法で応えること、である。これは比較的簡単な面談の技術であるが、正式に実演されたり教えられたりしないと、見逃されたり無視されたりするものである。

　共感的な応答の重要な要素は、医療従事者は患者の感情に気づかなければならないことである。しかし、必ずしも個人的に同様の感情を経験する必要はない。もし医療従事者が患者として全く同じ感情を経験するならば、この感情は"共感"(empathic)と言うよりむしろ"同情"(sympathetic)と言った方が医学用語としてはより正確である。したがって患者の感情が理解できれば、いかなる医療従事者も全ての患者に共感的な応答をすることができるのである。患者の苦悩を軽減するような応答をするためには、必ずしも一人一人の患者のために嘆き悲しむ必要はないのである。

　しかしながら、その部屋を支配する強い感情を理解することは、いつの場合も重要である。強い感情を無視することはできない。何らかの方法で患者の感情に気づかないと、その後の患者との関係が意味のないものになってしまうであろう。その感情が怒り、悲しみ、ショック、悲嘆、あるいはそれ以外のどのような感情であれ、それを感じているのが患者であれ医療従事者であれ、その感情が両者の間で認識されなければ、その後のコミュニケーションは不可能となってしまう。その状況は、一般社会において当惑する場面で起こる出来事にも似ている。例えば夕食に招いた客の歯にほうれん草がはさまっている場合を考えてみよう。その状況に気づくまで、人々の注意はその客の変なしぐさの原因に注がれ、それが解決されるまでは誰もまともには話ができないであろう。

■基本原則－9

　たとえ強い感情を無視しようとしても、強い感情によりコミュニケーションを図ることができなくなる。強い感情が患者のものであれ、あなたのものであれ、常に強い感情に気づき認識するようにしなさい。

　共感的な応答の形式は、表現された感情とその根源を言い換える程度の簡単なものでよい。

● シナリオ

　若い女性が陰部ヘルペスだと言われた場面である。

　患者の言葉
　「本当に頭にくるわ。私のボーイフレンドに絶対に説明してもらわなくてはならないわ」
　共感的な応答
　「ボーイフレンドから病気をもらうなんて、腹が立ちますよね」

　この応答は患者がさらに詳しく述べることを認め、おそらくボーイフレンドが不誠実だったという彼女の疑惑をも含めている。

● シナリオ

　患者は待合い室で長く待たされて、やっと診察室にはいって来た場面である。

　患者の言葉
　「待合い室で2時間近くも待たされたのを、知っているんですか?!」
　共感的な応答
　「そんなに長い時間待たされたのでしたら、さぞかし、イライラされたことでしょうね」

　この応答は、「当然、イライラしている」という怒りを更につのらせることになるかもしれない。しかし、患者の怒りはともかく認められたのである。このようなことを言わなければ、更に緊張を高める原因となり、おそらくあなたと患者との意味あるコミュニケーションが停止することになるであろう。
　患者の感情を解釈するためには、患者の社会的あるいは家族状況を知っておく必要がある。患者の反応を少しでも理解するうえで、患者の"社会歴"がたいへん有用となる。個々の患者のすべての社会的状況について何もかも把握しなければならないと言うつもりではない。しかし、患者が受ける病気の衝撃を計りかねる場合、患者の社会的状況をより理解することがアプローチの一手段となる。簡単な例として骨折後2カ月間の給料の支給停止は、ある程度の職業

に就いている家族には何とかやりくりできるが、貧困でやっと生活しているような家族にとっては大災難になる。

(6) 沈　黙 (silence)

すべての沈黙が同じわけではない。患者が言葉を見出そうと苦心しているような場合には、沈黙したり間をあけたりすることは面談を促進するものである。特に感情が高ぶっているような場合には、沈黙はより重要な働きをする。黙っていることは、患者が自分の感情を感じたり、表現したりすることを許すものである。このような沈黙は、単に会話を促す技術ではなく、思慮深い応答となり得る。言うべきこともなく黙っているような時、場合によっては同時に患者の体に触れながら、沈黙が対話の重要な一部となり得る場合もある。言葉と言葉の間を、ことさらに恐れる必要はないのである。

以上が応答することの主な方法である。次は実際に使用する際のさまざまな方法について見ていくことにする。

3）"開かれた質問"と"共感的な応答"

共感的な応答は、患者の感情をいかに理解するかによって左右されるため、直感的な飛躍がある。言い換えれば、患者が何を感じているかを医療従事者が推測しているのである。もし正しければ、面談の速度は上がり、その状況に対する患者の見方に短時間で近づくことになる。もし間違っていれば、問題が生じる可能性がある。例をあげてみる。

　　患者「…それで生理が遅れているので、妊娠したのではないかと思うんです」
　　医師「それはおめでとうございます」

ここで医師が患者の表情と様子を誤って判断してしまった場合、患者は怒りだすかもしれないし、悩んだり落ち込んだりするかもしれない。いずれにしても、患者は医師を信頼しなくなるであろう。

最善のガイドラインは単純である。もし患者が感じていることを理解しているとかなり確信できるなら、共感的な応答をしなさい。確信できなければ、開かれた質問を使いなさい。前述の例で言えば、適切な開かれた質問は次のようになる。

患者「…それで生理が遅れてますので、妊娠したのではないかと思うのです」
医師「もしそうだとしたら、どのように思われますか？」

これは次のように言い換えることができる。

■基本原則-10
　共感的な応答は近道である。もし今後の展開に確信が持てるなら、そのようにしなさい。もし確信できないなら、患者が何を感じているか、なぜそう感じるのかを十分に理解できるまで、開かれた質問を使いなさい。

　共感的な応答と開かれた質問について、もう一つ重要な点がある。これらの方法は両者とも、状況に対する患者の見方にあなた自身を近づけるものである。これらは言わば感情の距離計なのである。しかし、患者の応答に集中して傾聴している時のみにしか、これらの方法は効果がないのである。あなたを患者に近づける能力は、集中力次第である。
　最後に励ましの言葉を述べる。共感的な応答と開かれた質問の技術は、無意識的な応答や拒絶をすることよりも、確かに疲れさせるものである。しかし、より安易な応答（特に敵意のある応答）は、せいぜい短時間の平穏をあなたに与えるにすぎない。患者に大声で叫ぶことですっきりするかもしれないが、次回の面談で患者（もしくは弁護士！）と顔を合わせなくてはならず、どんな安らぎも束の間でしかない。共感的な応答と開かれた質問の技術は、より大変な仕事ではあるが、得られるものは大きく、患者との関係は時間と共により良くなるであろう。

■基本原則-11
　共感的な応答と開かれた質問のいずれもが、かなりの労力を要するものである。開かれた質問をするには、患者の応答に傾聴するのにより多くの努力が必要となる。共感的な応答をしようとするには、集中力が必要となる。

4)"開かれた質問"と"閉じられた質問"

既に見てきたように、病歴聴取の面談は閉じられた質問の独断場であり、全ての医療従事者がよく知っているものである。臨床の面談の他の場面で、たとえ主な内容が悪い知らせを伝える場合であっても、閉じられた質問をすることは本質的に間違いではない。しかし、実際は議論を避ける手段として、閉じられた質問をしたいという誘惑にかられることがある。この場合は、閉じられた質問が問題を引き起こすのである。ここで患者の苦痛に関わるのを避けようとして用いた例をあげてみよう。

●シナリオ

若い女性が食欲不振と不眠を訴えて、かかりつけの医師を訪ねて来た場面である。彼女の母親は最近、以前治療を受けた膀胱がんが再発したと診断された。

患者
「…それで母が『医者からがんが再発したと言われた』と言った時には、私、気が動転してしまってほとんど息もできなかったんです」
医師
「呼吸が苦しくなった時に、何か胸の痛みはありましたか？」

患者に心臓疾患があるかもしれないと本当に予想されるのであれば、例えばもっと年輩で初診の患者が運動機能の低下を訴えるような場合、この質問は理にかなっているかもしれない。しかし、ここでの医師の質問には、「私は動転してしまいました」と述べた患者の主症状に関わることを避けようとする、医師の意図があることは明白である。

第5章では問題点を避けるために、閉じられた質問を誤って用いる方法について多くの例を検討する。しかし、場合によっては、患者の感情の状態をさらに確かめるために、閉じられた質問が適切に用いられることもあることを知っておこう。ここにその例を示す。

●シナリオ

状況設定は前述と同様である。

患者
「…それで母が『医者からがんが再発したと言われた』と言った時には、私、気が動転してしまってほとんど息もできなかったんです」
医師
「お母さんが死んでしまうかもしれないと思って、そのように気が動転されたのですか？」

　後の章で示すように、身を引くことをカモフラージュするために、閉じられた質問を用いることがよくあるということに注意しなければならない。しかしながら、ある場面では感情の内容をより正確に言い表すのを助けるために、閉じられた質問が適切に用いられ得ることを幾つかの例で示すことにしよう。
　感情が高ぶっている場合、閉じられた質問を通常避けることが最善であるが、開かれた質問を避けなければならない理由はない。あらゆる面談において、最も多く、かつ重大な落とし穴の一つは、医療従事者が患者の感情を正確には理解していないのに、また、それに気づいていたとしても、自分は当然わかっているはずだと思っていることである。これは通常、医療従事者に困惑した感覚を引き起こす。もしあなたがこのような状態にあることに気づいたら、開かれた質問を使うようにする。それによって何が起こっているのかをより把握し、深みにはまってしまうのを避けることができるであろう。
　ここで、患者の言っていることが、本当に何が一番心配なのかを医師に伝えていない単純な例を示そう。ここで用いている開かれた質問は、患者の問題を打ち明けるように促している。

患者「…そして私の母が死にました。それで私は調べてもらわなければと思ったのです」
医師「特にどんなことを考えていたのですか？」

　明らかに患者が心配になると思われる事柄は多岐にわたっている。医師が穏やかに安心させようとすることや、「わかりました。あなたの体を全体的に調べてみましょう」というような答えでさえ、患者の一番の心配事を打ち明ける妨げとなってしまうかもしれない。一方、開かれた質問は、最大の不安材料を十分に話すように患者を促すのである。

5) 患者の怒りに対する様々な応答

　これから、幾つかの異なった応答を見て、面談で与える影響を比較してみる。次の例において、患者と医師の面談に多くの交叉点があることがわかる。また、特に第5章で多くの例における同じようなパターンを取り上げるつもりである。当初、臨床の面談は、主に患者の個性と気分により、一つの道を始めから終わりまで進む直線的なものと考えられていたかもしれない。実際には、面談は想像するよりずっと柔軟で、面談の方向はいつでも変更し得るものなのである。前述の種類の応答は、面談に様々な影響を与えるであろう。そこで次に示す面談の目的は、各々の応答の後で、面談がどのような方向に進んで行くのかを示すことである。これらの応答だけしかないわけではなく、また必ずしもそれを選択しなければならないわけでもない。これらはただ単に設定された場面における、応答の例を示したものである。

●シナリオ

　ある患者が肺炎を合併しているエイズ（後天性免疫不全症候群）であると新たに診断された場面である。

患者の言葉
「エイズにかかってしまった。藪医者は治すことはできず、全く役立たずだ」

閉じられた質問
「咳が出始めてから、どのくらいでかかりつけの医者に診てもらいましたか？」(1)

敵意のある応答
「いいですか、誰もエイズを治すことはできないんですよ。まあ、いずれわかると思いますが」(2)

開かれた質問
「それで、どのように感じましたか？」(3)

共感的な応答
「この病気になってしまい、思うようにすることもできず、さぞや腹立たしいことでしょうね」(4)

(1)これは防衛的応答であり、ほとんど歪められた質問である。患者が遅く受診したことを非難している。今後、患者を援助しようとする試みを無効にしてしまう可能性がある。

(2)この応答は、怒りを最大限までエスカレートさせ、患者との関係を崩壊させてしまう原因となるであろう。

(3)この応答によって、怒りが爆発することは十分考えられる。しかしながら、あなたは患者の話を聞くことのできる立場におり、患者の怒りがおさまった時に、あなたは明らかに患者を援助する役割があるとみなされるであろう。

(4)この応答は、患者の反応とその原因を明らかにし、両者を確認しようとしている。患者の怒りを受け止めることで、「…怒らないでいられるような人はいませんよ。しかし、どうしたらいいかを話し合いましょう…」と面談を継続することができる。そして患者の怒りによって関係が損なわれることなく、主治医としての本筋からそれずにいることができるのである。

　この例では、怒っている患者に直面したとき、あなたが用い得る4種類の応答について示した。あなた自身の個性、好み、態度、そして気分などによって、今まではただ一つの方法しか頭になく、それを正しくかつ適切な応答であると考えていたかもしれない。

Ⅳ "医療従事者としての対話"と"社会生活における会話"

　最後に、社会生活における会話と医療従事者としての対話（すなわち面談）との違いについて簡単に述べておく必要がある。医療従事者の面談が何らかの社会的関係によって、促進されることは明らかであり、患者の気持ちを楽にすることが、面談の成功をもたらす重要な要素でもあることは間違いない。しかしながら、医療従事者との関係（医療従事者との面談）には、社会的関係にはない患者・医療従事者間の暗黙の契約が含まれている。
　医療従事者（医師、看護婦、医学生やその他のスタッフ）は、患者に対して

専門的知識や技術を利用することができるという優位な立場にあるという事実に基づいて契約がなされている。全ての医療従事者は、患者の不利益となるようには専門知識を使用しないという理解が慣例となっている。言い換えれば、患者の潜在的な弱みは、慣例として医療従事者としての責務ある態度によって守られている。このことが面談の本質に大きな意味を持つ。今後の検討においても、医療従事者は患者に有利になるように、その専門的な能力を使用する責務があることを常に理解していなくてはならない。これは医療倫理における"善行"(beneficence)という概念である。この責務が、利用可能な許される選択肢の数を制限している。そのために、医療従事者は誰も、言いたいことを言ったり、したいことをすることは許されていないのである。すなわち医療従事者は、患者に対する責務を持たなければならないのである。

要　約

❶ 聞くための準備としては、座ることと、リラックスしていると見えるようにすることである。
❷ 質問をする際は、病歴聴取には閉じられた質問を使い、その他には開かれた質問を使う。
❸ 効果的に傾聴することは、患者に話をさせることと、患者が話しやすいように促すことである。
❹ 聞いていることを示すには、反復と言い換えを用いる。
❺ 応答することは、質問や意見の形をとってもよい。適切な応答は、開かれた質問、閉じられた質問、事実に基づいた応答、共感的な応答（患者の感情に気づくこと、感情の根源を確認すること、感情とその根源との関連性について話すこと）、そして沈黙がある。応答は、必ずしも完全な答えである必要はない。

参考図書

Bernstein L, Bernstein RS. Interviewing : a guide for health professionals. Norwalk, CT : Appleton Century Crofts, 1985

Billings JA, Stoeckle JD. The clinical encounter. Chicago : Year Book Medical Publishers, 1989

Cassell E. Talking with patients. 2 vols. Cambridge, MA : Massachusetts Institute of Technology, 1985

Hall ET. The silent language. New York : Doubleday, 1959

Ley P. Communicating with patients. London : Croom Helm, 1988

Roter D, Stewart M, eds. Communication with medical patients. Newbury Park : Stage Publications, 1989

第4章 悪い知らせの伝え方
－6段階のアプローチ－

Ⅰ 一般的な見解

1. 悪い知らせを伝える面談の性質

　悪い知らせを伝える面談において、患者と医療従事者との関係は対等なものではない。なぜなら、医療従事者が伝えようとしている情報を、患者はまだ知らないからである。しかし、面談での患者の反応は、いくつかの点において、非常に意味のあるものとなる。したがって、悪い知らせを伝える面談では、①情報開示（情報を提供すること）、②治療的対話（情報に対する患者の反応に適切に対応すること）の2つの要素から構成される。もちろん、両者は同時に進行しているわけであるから、この分類は仮のものである。しかし、わかりやすくするために、あえて両者を別々に考察することにする。本章では、情報開示のアプローチについて述べる。第5章では、患者が示す反応や感情を検討し、それに対して医療従事者がとるべき態度の選択肢を提示する。

　ここでもう一度、この章で概説するアプローチはガイドラインにすぎないことを強調したい。しかし、これがこの分野の多くの調査研究、特にMaynard[46]が記述した一連の見解と一致していることも付け加えておく。

　多くの医療従事者にとって最も都合の悪いことは、面談の段取りが全く立てられないことである。一連のガイドラインがあることで、関連する全ての事柄に対する能力が上がり、同時に不安も和らぐものである。ただし、それはあくまでガイドラインにすぎないので、以下に述べる内容に厳密に従う必要はない。これは一見通れそうもない荒野を貫く一本の小道とでも言えるであろう。経験を積むことで、誰もが他の道を見出し、自分自身の道を開拓できるのである。

2. このアプローチにどのくらいの時間が必要か

　このアプローチは多忙な医療現場で利用することを目的としている。忙しい一般病棟の医師や看護婦でも、この技術を利用することは可能である。一人の患者につき、2時間も要するようなことはない。実際、費やされた時間に比例して、患者が満足するわけではない[47]。経験を重ねるにつれて、最も重要なことは何なのか、一部を省略しても良い状況とはどのようなものなのかがわかるようになってくる。この過程は身体所見を診る過程と似ている。身体のいかなる部位に表れる徴候も、個々の症例において重要である可能性があるため、医学生は身体のあらゆる部位の診察法を学ばなければならない。しかし、時が経つと、医師は診察の一部を省略することを学ぶ。例えば、ヘルニアの手術を予定している患者に対して、神経学的診察を省略するといったようなことである。悪い知らせを伝えるときも同様である。時が経つにつれて、面談の方法が効率よくなり、患者の最大の不安を素早くつかみ、患者が最も必要とする部分により多くの時間を費やせるようになる。

3. 提案すること

　患者に悪い知らせを伝えることに対して、誰かが責任をとることになっても、医療従事者は全員、それを聞いた後の患者のケアに関わることになる。患者を支えるには、患者の感情に耳を傾け、話を聞き、それらを理解する時間を持ち、さらには、患者の代わりに提案することも含まれている。自分と患者との関係や自分自身の役割にかかわらず、常に患者が恐怖と不安に対処するのを助けたり、答えられない質問に関しては代わりに他のスタッフに尋ねたりすることができるのである。
　これらを行うにあたり、自分が答えられない質問もあるということを認める必要がある。答えられない質問は、患者にとっては重要な問題であると考え、答えられそうなスタッフに相談するのが良い。この行為は患者にとってきわめて有益となる。
　実際、医師以外のスタッフ（特に医学生や新米の看護婦）の方が、より頻繁に患者の最も難しい質問を受けることとなる。なぜなら、確かに彼らはスタッフの一員ではあるが、医師ほどの怖さを感じさせず、患者にとってより身近に

思えるからである。さらに、医学的な真実を知ることに戸惑いを感じている患者にとっては、答えられないということはかえって有り難いことである。

> ■基本原則ー12
> もし質問に答えられないなら、答えようとしてはならない。その代わり、患者の質問に耳を傾け、必要な情報が得られるように患者に代わって提案することは常に可能である。

II 6段階のアプローチ

これから基本的な6段階のアプローチを、順番に説明していくことにする。本書の付録に、急性白血病と新たに診断された（模擬）患者への面談場面を紹介する。そこでの一連の対話のなかで、この6段階がどのように踏まれているかを示したので参照していただきたい。

1. 第1段階：面談にとりかかる

1) 環境を整える

いかなる場合においても、最初の第一歩というのは難しいものである。しかし、諺にもあるように、「千里の道も一歩から」である。最初に間違った方向に進んでしまって、あとから修正するのはかえって困難なことであり、時間も余計にかかってしまう。だからこそ、最初の第一歩というのはきわめて重要なのである。

どうしてもという場合以外は、面談は電話ではなく実際に会って行うのがよい。最近の研究によると、医師が電話で悪い知らせを伝えた場合、患者にとって医師は頼りにはならないものとして映ってしまうということが報告されている[48]。時には、電話しか伝えるすべがないこともある。この場合に関しては、第6章で述べることにする。しかし、可能であるかぎり、患者と医者との関係は、常に個人と個人との関係であるということを忘れてはならない。

要するに面談の開始にあたっては、環境をできるだけ整える必要がある（詳

細は第 3 章)。

■基本原則－13
　常に環境を整えるようにしなさい。そうすることによって、最初に自分自身が落ち着けるであろう。なぜなら慣れた環境の中で、行動できるからである。そして次に、患者も安心させることができる。これは、自分が非常に落ち着いていて、なすべきことを熟知しているように患者の目には映るからである。

2) どこで行うのが望ましいか？
　可能ならば他人を混じえず、皆が座れる別室に患者や家族を連れていくのがよい。ほとんどの病棟において、このようなことは不可能であると言わざるをえない。しかし、仮にそのような部屋があったとしても、多くの医師は離れた場所まで行くのを面倒に思い、その部屋を使おうとはしないのである。

ポイント
　「少し歩いていただかなくてはいけませんが、その部屋なら座ってじっくりとお話ができます」とか、「静かで邪魔されない所なら、質問もしやすいでしょう」と言えば、多少離れた部屋であっても、患者や家族はついて来てくれるはずである。重ねて言うが、こうすることで自分自身が面談の場の主導権を握り、落ち着いていられるのである。

　仮にそのような個室がなく、さらに患者が入院中の場合には、カーテンを引くことを勧める。こうすることで、患者はプライバシーが守られているように感じるし、周囲の患者や見舞い客にも聞いてはいけないことであると暗に示すことができる。しかし、実際のところは、聞こえているのが現状である。また、患者の家が面談の場となる場合には、ドアを閉めることを勧める。当たり前のことのようであるが、しばしば忘れられ、患者をさらに傷つけてしまうことがある。
　ごく稀に、立ったままで面談を行わざるをえないこともある。面談ができる

ような場所が全くなく、さらには急を要する場合などがそうである。このような場合は、患者（と家族）を壁際に連れていき、普段よりもやや近い距離に立ち、できるだけ他人が間を割って通らないように注意する。滑稽に聞こえるかもしれないが、医師と家族との間を配膳車を押したスタッフが通り、話の妨害になるといったことがよく起こるからである。

- ポイント

　立ったままで面談を行わざるをえない時には、壁にもたれるくらいの方がよい。そうすることで、少なくともしばらくの間はそこにいて、逃げ出したりはしないであろうという感じを相手に与えられるからである。決して最善策というわけではないが、しないよりはましであろう。

3) 誰が立ち合うのが望ましいか？

　患者の見舞い客に対しては、名前や患者との間柄を丁重に尋ねる必要がある。例えば、「患者さんのご家族の方ですか」といった具合である。

- ポイント

　自分の想像で尋ねるのは、危険なことである。患者の夫を父親と間違えたり、患者の奥さんを母親と間違えたりした経験が何度かあるであろう。このような間違いは、取り返しのつかないことになる。かつて、同僚の一人が患者の父親だと思い込んできわめて重要なことを話した人物が、実は患者とは関係の薄い、見舞いに来た牧師であったというようなことがあった。このことは幸い悲劇には至らなかったが、時と場合によっては悲劇をもたらす可能性も十分にあるのである。

　仮に患者以外の第三者がその場に居て、立ち去る気配がないときには、患者に許可をとる必要がある。その第三者が患者の配偶者なら、「ちょうどご主人のいらっしゃる時に、あなたの容体についてお話しできそうですね」と言ってみるのも一法かもしれない。多少ぎこちないかもしれないが、患者のプライバシーは最低限守られるであろう（第6章を参照）。

面談を始める前に、まず患者との対話が容易となるように患者の話を傾聴することが大切である（第3章を参照）。つまり、患者の言っていることや意味していることに注意を払うようにする。

4) 開始する

まず、基本的な礼儀をわきまえ、患者の身なりが整っているかを確認し、患者に対しては適切な呼び方をして、患者との間には適切な距離を保ち、自分自身の動作にも注意する。次に患者の側から質問がなければ、こちらから質問をするという形で会話を始めるとよい。例えば、「ご気分はいかがですか？」、「今日の調子はいかがですか？」、「少しお話してもよろしいですか？」などである。会話の核心に触れる前には、必ず患者の容体が悪くないかを確認しておく必要がある。患者に吐き気や痛みがあったり、鎮静薬を投与されたばかりであれば、会話は控えるべきであろう。しかし、どうしても面談を急ぐというようなこともあるであろう。そのような時は、例えば、「ご気分が悪いでしょうが、ほんの2、3分だけ話をしてもよろしいでしょうか？残りはまた明日伺いますから」などと言って、話をすれば良いであろう。

このように面談を開始することで、①患者の容体に関心があるということ、②患者との会話が双方向であるということ、③患者も話してよいのだということ、④現時点での患者の病状、精神状態や表現形式を理解すること、になる。患者のことをあまりよく知らない場合には、これらのことが重要となるかもしれない。

2. 第2段階：患者がどの程度理解しているかを知る

次の段階は、患者が自分の病気に関してどの程度理解しているかを知ることである。特に知らなければならないのが、患者がどの程度深刻に考えているか、そしてそれがどの程度患者の将来に影響を与えるのかといったことである。これは面談における重要なポイントであり、集中力と傾聴する能力を大いに必要とする。方法はいろいろあるが、いずれの場合にも患者が基本的な病態や自分の診断に関する専門用語をどの程度理解しているのかを知ることではなく、病気の予後に関する理解度を知ることが目的である。実際に用いられる表現例を挙げてみる。

第4章　悪い知らせの伝え方－6段階のアプローチ－

「これまでご自分の病気を、どういうものであると思っていましたか？」
「この吐き気・ふらつき・胸のしこりをどういうものであると思っていましたか？」
「この病気・これらの症状についてとても心配していましたか？」
「前の医師は、病気・手術について何と言っていましたか？」
「この病気は深刻なものかもしれないと考えていましたか？」
「あなたは自分自身のことを心配していましたか？」
「初めて〜の症状があった時、何であると思っていましたか？」
「前の医者がこの病院を紹介した時、何と言ってましたか？」
「〜の時、何か深刻なことが起こっているのではないかと思いましたか？」

　患者が答えるときには、細部にまで耳を傾ける必要がある。患者の答えの中に、患者の状況を表す次の3つの重要な情報が隠されているからである。

1) 医学的な病状に関する理解度
　患者は病状に関してどの程度理解し、それは医学的事実にどの程度近いのかということである。「自分は何も聞いていない」と答える患者もいるかもしれない。その答えが嘘である可能性もあるが、たとえ嘘だとわかっても、それを患者の否認の態度として受けとめ、即座に問い詰めるようなことをしてはならない。なぜなら、第一に、患者はあなたからの情報を求めているのかもしれないし、以前と同じことを言うかを確かめようとして、意図的に嘘をついているのかもしれないからである。同時にできるだけ真実を知ろうとしているのかもしれない。第二に、患者が否認しているにもかかわらず、すぐに問い詰めるような態度をとれば、患者はあなたが自分の立場には立ってくれないと思うからである。

ポイント
　否認の態度をとっている患者が、医療従事者に突然怒りや恨みをぶつけてくるということは、よくあることである。例えば、「なんてことだ。前の先生は手術でわかったことを患者に教えなかったのか！」などである。このような患者の怒りを感じたら、気をつけなさい。否認している患者を前に、いわゆる「知らせるのは私が最初だ」症候群にかかっているかもし

れないのである。患者の具合が悪く、非常に感情的になっている時に、このようなことはよく起る。

2) 患者の話し方

　患者の話し方から、患者の感情、教養、そして表現能力に特に注意を払う必要がある。特に患者が使用している言葉に耳を傾けるとよい。患者がよく用いるのはどんな言葉か、反対に患者が避けているのはどんな言葉かを理解する必要がある。第4段階のところでも述べるが、患者の理解力と表現力を知り、それに応じて情報を提供することが重要である。

　例えば患者が、「私のかかりつけの医者は、『多発性硬化症の可能性があり、視覚誘発電位は視神経炎を示している』と言っていました」と話したとする。この場合、患者は基本的なことはかなり理解していると考えられる。しかし、仮に患者が、「外科の先生は、『この胸のしこりは単なる傷です』と言われました。腫瘍やがんでなくて本当に良かったです」と話したとする。この場合、ごく基本的なところからの情報提供が必要となってくる。

ポイント

　患者の職業に惑わされてはいけない。医師や看護婦といった医療従事者の場合は、特に注意が必要である。思い込みをしていることがきわめて多いからである。たとえ患者が医師であっても、病気が自分の専門外である可能性もある。また、いざ患者という立場になると、「まだⅠ期ですが、有糸分裂の指数はよくありませんね」といったことも理解できなくなるかもしれないのである。医療従事者が患者である時こそ、より一層の注意が必要である。この場合、「あなたが医師・看護婦であることは知っていますが、ここでは一人の人間として話させていただきたいと思います。どうか、お気を悪くなさらないでください。念のために基本的なことからお話しますが、よくご存じであれば、おっしゃってください」と一言伝えておくのがよい。

3) 患者の言葉の背後にある感情内容

「言葉で表現される感情」と「言葉以外で表現される感情」の2つから情報を得ることができる。

(1) 言葉で表現される感情

患者が話している感情と言葉自体が含んでいる感情を評価する。また、患者が話さないようにしている感情は一体何であるかを明確にする(第5章を参照)。

(2) 言葉以外で表現される感情

他の表現方法としては、例えば「患者が医師から離れるようにして身を引いて座っている」、「前屈みになっている」、「泣いている」、「筆跡が固い」などである。ここでは、「言葉で表現される感情」と「言葉以外で表現される感情」との差に気づかねばならない。例えば、手には不安が表れているのに、言葉からは非常に落ちついた様子がうかがえる場合、明らかに大きな不安がそこに潜んでいることに気づく必要がある。

ここで大切なのは、これらの反応から何らかの判断が求められているわけではないということである。患者が正常か否かは、ここで決める必要はない。ここで表現された感情は手がかりにすぎないが、この時が患者の感情を理解する最初の機会となる。

第2段階までの面談をまとめると、①まず患者と自分の不安をできる限り最小にすること、②傾聴していることを患者に伝えること、③患者がどのように考えているかについて関心があることを患者に知ってもらうことである。第3段階は、今後の面談の方向性と患者との人間関係を決める上でも重要となる。

3. 第3段階：患者がどの程度知りたいかを理解する

面談において決定的な段階があるとするならば、この段階である。患者が今、何が起こっているのかを知りたいかどうかを明確に把握することがポイントとなる。この段階は、前段階同様に重要である。しかし、必ずしも難しいわけではない。このことは外科の切開手術に似ている。つまり、それ自体は外科手術の中で難しいわけではない。だが、手術の過程においては明らかに必須であり、適切な位置で行われなければならない。同様に、悪い知らせを伝える面談においても、この部分は特別に難しいわけではない。しかし、もし患者が知りたい

かどうかを前もって明らかにしていない場合、この段階を省略してしまえば、これからの面談を不安定なものにしてしまう。患者と医師の間で情報を共有することについて、患者からの明確な申し出がない場合がある。その時は、医師は患者に情報を与えすぎているのではないか、あるいは患者に情報が不足しているのではないかと不安にさいなまれることになるであろう。

　私達がトロント大学で教えている多くの学生は、最初、患者が何を知りたいのかを直接尋ねることに戸惑う。なぜなら、学生はこの質問をすることで、患者に自分の意図が漏れてしまうのではないか、また、患者にその病気が深刻であることを告げてしまうのではないかと思うからである。そして質問することが公平でないと考えるようである。つまり、学生はここで2つの仮定を立てている。第一は、この質問をすることで患者から病状について話し合いたくないという権利を取り上げはしないかということである。第二は、患者に見解を尋ねることで、あらぬ不快感を引き起こしてしまうのではないかということである。これらは、学生が患者の否認の働きを誤解していることから生じる。

　悪い知らせを伝える面談において大切なことは、「あなたは何が知りたいですか？」ではなく、「今の状況についてどの程度知りたいですか？」と尋ねることである。一般に考えられていることとは矛盾するかもしれないが、患者の情報源は医師だけではない。患者は自分の感じていることからも情報を推測できるし、検査や手術に送り出されればそこからも情報を得ることができる。また、他の患者や他の医療スタッフが何と言っているかについても聞くことができる。もし医師が何も言わなければ、簡単に回復できる病ではないことも察することができる。もし、患者が否認していれば、これらの情報から自らを遮断することができる。また、「何を知りたいですか？」という質問についても同じように遮断できるのである。言い換えれば、患者は状態が快方に向かっていない場合には、ある程度は自然と知るところとなる。患者に情報を共有することについて尋ねることは、患者が情報や見解をはっきりと伝えられることを望むかどうかを確かめることに過ぎない。

　患者が情報を共有するよりもしない方が、患者の苦痛が多いという結果を示している研究や症例報告がいくつかある[49]。ある研究[50]では、医師が肺がんの患者200名に次回の来院時には診断結果がでているので、もし結果を知りたいと思えば尋ねてもらってよいこと、もし結果を知りたくないと思えば尋ねる必要はなく、医師も教えることはしないことを告げた。すると約50％の患者が次

回の来院時に診断結果の説明を求めた。診断の説明を求めなかった残りの50%のうち実に半数が、後で「あの時に結果を知りたかった」と述べていた。この結果は、第一に誰が知りたいと思っているかについて、いかなる仮定も不可能であること、第二に尋ねることで害を及ぼす可能性は非常に低いことを示している点で重要である。その後の研究によって、知ることを望む患者の比率は50%以上で、75〜97%の範囲にあることが確認されていることに注目すべきであろう（第1章を参照）。

このように患者に何を望むかを尋ねることは、患者の希望に添うことなのである。つまり、大半は完全な情報開示を求めるであろう。しかし、情報を望まない患者が否認する機会を奪われるわけではなく、また、苦痛も増すわけではない。

●質問の言葉使い
質問の言葉使いは自分にあったやり方があるであろうが、次に例を示す。

「もし病状が悪くなることがあったら、あなたは何が起こっているかを正確に知りたいと思うタイプの人ですか？」
「この病気について、詳しく話して欲しいですか？」
「あなたは何が悪いのかを全て知りたいほうですか？それとも治療計画だけを知りたいほうですか？」
「何が起こっているかを正確に知りたいですか？それともおおまかに話すほうがよいですか？」
「もし病状が悪ければ、どの程度知りたいですか？」
「あなたの病状について、詳しく話して欲しいですか？あるいは他の人に話して欲しいですか？」

これらのアプローチにおいて、患者が詳しく説明されることを望んでいない場合、コミュニケーションを全て断ち切ってしまわないようにしなければならない。病気の説明ではないにしても、例えば治療計画について、説明していく用意のあることを伝えなければならない。「〜タイプの人ですか？」という言い回しは、とりわけ有効であると思われる。例えば「説明を望まないタイプの人」という言い方をすることで、説明を望まない人も多くいるので、それを望

まなかったとしてもおかしいことではなく、特別気が弱いとか勇気のないということではないと患者は感じるであろう。

面談のこの部分の目的は、患者が望めば情報を共有することに同意を得ることである。反対に患者が情報を望まないとしても、その後も、患者がいつでも意見の言える関係を維持していくことが必要である。それは、例えば「わかりました。もしお気持ちが変わったり、今後の診察時に何かご質問がありましたら、いつでも尋ねて下さい。もし望まなければ、情報を押しつけたりはしません」と一言付け加えるとよい。

症例

ある60代後半の婦人は、初診時に肝腫大と腹水が認められた。超音波検査は肝臓への複数の転移があることを示し、原発は恐らく膵臓であった。患者は寝たきりであった。どの程度知りたいかを尋ねたところ、「もし悪いものであれば話さないで下さい。私には家族もないですし、先生を信頼しておまかせいたします」とのことであった。患者は一人では動けず、腹部膨満がみられたが、両者はさほど苦痛ではなかった。頻繁に見舞いに来る旧知の友人をはじめ、誰とでも平常心で心穏やかに会話をした。痛みのコントロールは非常に良好で、亡くなるまでの3週間穏やかに過ごした。

●第一印象

この患者は死ぬまでわずか3週間しか残されていないのに、病気について話すことを望まなかった。患者に会った時の第一印象は「この患者はどのようにして自分の状況を無視できるのであろうか？」というものであった。

●再 考

よく考えてみると、否認や無視は表面上行われていたようである。この患者は自分の状態に気づいていながら、それを表立って議論することを望まなかったのである。もし患者が恐れや苦痛を顕著に示していたり、医学的な積極的治療が必要であったならば、次の症例のように医療チームは説明に力を入れていたかもしれない。しかし、この患者の場合、安定した状態であったことは明らかであり、実際診断について話すことを望んでいなかったのである。

この患者の場合、医学書には治療に関していろいろ書かれているが、予後を大きく変えるような治療法はない。しかし、もし有効な治療法があったならば、情報に基づいた治療方針を決めるために患者は十分な情報を入手しなければならなかったし、入手する権利があった。次の患者はこの状況を示したものである。この患者は第Ⅲ期の卵巣がんであった。この場合、白金製剤の抗癌剤は50〜60％の有効率を示し、生存期間の中央値は約18か月であり、数年間生存する患者も数パーセントいる。

> **症例**
>
> 　患者は大きな会社の顧問の役職にある女性である。医師からの紹介状には、「この患者は病状の説明を求めないので、治療は難しいのではないか？」と書かれていた。この患者は非常に神経質であり、椅子を壁にもたせかけて後ろに傾けて座っていた。体もできるだけ後ろにもたれるようにして、頭を壁につけていた。医師が部屋に入ってきた時に患者は、「もし病気ががんならば、言わないで下さい」と言った。医師は話さないことをこの患者に約束してから、がんに対する恐怖について質問した。その患者は家族のうち5人を何年も前にがんで亡くしており、この時の彼らの苦しみ様がひどいものであったと答えた。この患者が最も恐れていたのはこのような"苦しみ"であった。患者は、「もしがんだとわかれば、気力をなくしてしまう」と思っていたようであった。病歴聴取と診察の後、医師は治療法とその副作用について述べ、さまざまな援助のサービスが受けられることを伝えた。この患者は治療法について質問した時、その治療法が化学療法だとわかった。医師はそれを認めて、この治療を勧めた。すると初めてこの患者は歯を見せて笑って、「がんということがわかってしまったわ」と言った。この瞬間から患者はリラックスし、治療やその後の対応にも支障をきたすことはなかった。

　この症例のポイントは、この患者が表面上否認していたが、同時に深い苦痛を感じていたことも確かであったことである。次にこの患者は情報に基づいて治療法を決定するために、自分の状態について多少の情報を得る必要があった。しかし、この患者が病名を告げられることを拒み続けていたとしても、治療法

とその副作用を伝えて化学療法を行うことは可能であったであろう。

　否認に関しては、さまざまな議論が繰り広げられている。権威のある医療従事者の中には、「否認は本質的に悪いものであって、患者の適応を妨げるものである」と主張している人もいる。しかし、著者である私達は、その意見に賛成しない。患者の中には否認することで、状況に適応する者もいる。また、否認することで、苦痛を緩和する者もいる。最初の症例は患者が否認することで適応していた。否認によって適応が阻害されたり、苦痛が増したりしないのであるから、患者から否認を取り上げても意味がないと思われる。

　ここまでに、どのように面談を開始し、どの程度患者が知っていて、どの程度知りたいと思っているかを見出す方法について考えてきた。次に、情報の共有に関する一般的な原則を取り上げることにする。そして、本書の残りの部分で、面談において情報を共有する際の患者と医師とのやりとりに焦点を当てることにする。

4. 第4段階：情報を共有する（整理と教育）

　前段階までに、①患者が病気について詳しく知りたいと言った場合、適切に尋ねることによって進むことができること、②患者が病気について詳しくは知りたくない場合でも、治療計画やケアについて話し合うことは可能であること（前項を参照）、③何をどの程度知りたいのかを患者に尋ねることに、たとえ不安があったとしても、はっきりとした同意があるからこそ、その後の面談を安心して行うことができること、などを理解してきた。

　ここからは、情報を共有するにあたってなされるであろう対話のやりとりの一般的な原則についてみていくことにする。先に述べたように、悪い知らせを伝える面談では、患者と医師は対等な関係ではない。なぜなら、この段階では、医師が患者と共有しようとしている情報を、患者はまだ共有していないからである。しかし、ここでの患者の反応は既に述べたように、面談において非常に重要となる。

　前述のように面談は2つの要素からなる。第一は情報開示である。これは、医療従事者が患者に情報を提供することである。第二は治療的対話である。これは、医療従事者が傾聴し、聞いていることを示し、患者の反応に応答することである。

この章の最初に述べたように、いずれの過程も同時に進行しているわけであるから、この分割は仮のものである。しかし、ここでは明確にするために2つの要素を別々に考えることにする。対話の実際のやりとり（患者の反応、感情、その時の選択肢）については第5章で検討する。

1) あなたの目的（診断・治療計画・予後・援助）を決定する

　面談のこの部分を始める前に、この面談で何を達成するつもりなのかを考えておく必要がある。面談で達成されるべきものは、患者の病状によっても、医療従事者の中でのあなたの位置づけによっても異なってくる。例えばあなたが主治医でなければ、治療計画を説明することを期待されていない。けれども本章の冒頭で述べたように、患者に提案するという行動をとることは可能である。そして、どの程度患者が理解しており、何について一番心配しているのかを見出すことはできる。

　いかなる事情があっても、今後の構想を頭に描いておくことは重要である。そうでないと、面談は泥沼にはまりこみ、医師も患者も混乱することになりかねない。

　構想を組み立てる上での重要なポイントは、①診断、②治療計画、③予後、④援助である。この4点においてどの程度の情報が患者と共有されるかは、病気、治療の選択肢、患者の希望や反応などによる。これらのいくつかの側面については第5章や第6章で例を挙げて述べることにする。詳細な専門的情報は医学的な実践の問題であり、本書の範疇ではない。あなたが具体的に何と言えばよいかを示すことはできないが、本書がいかに話すべきかの手助けになることを筆者らは期待している。

　本題に入る前に、面談の概要を話す方がよい。例えば、「病気と治療について、まずお話しすることから始めましょう」と言ってから、「それから病気や治療以外に、今後のことやその他どんなことでも話し合っていきましょう」と続けるとよいであろう。この面談の冒頭で、あなた自身の構想を明らかにするかどうかは、あなたと患者の関係次第である。構想の詳細については、頭の中で整理しておく必要はない。しかし、面談で何を達成したいかを考えておく必要はある。

■基本原則－14

あなた自身の構想を述べることは、必ずしも必要ない。しかし、少なくとも構想を持っておくことは重要である。

　あなたの目標が患者の目標と同じでない場合に、どうやっていくかをこの章の最後でみることにする。しかし、侵してはいけない患者の権利を最初から認めておく必要がある。判断能力があり情報提供された患者の権利には、次の二つがある。第一の権利は、提案されたいかなる治療に対しても、受けることも拒否することもできることである。第二の権利は、あらゆる知らせに対して、患者が（法的に）問題のない範囲内で、自由に感情を表現することができることである。これら2点は当然のことと思われるかもしれない。しかし、患者は面談終了時にフラストレーションを残すことが多い。それは医療従事者は提案された治療を患者は受け入れるのが当然と思ったり、知らせについて一定の反応を患者は示すはずだという思いこみがあるからである。

■基本原則－15

判断能力があり情報提供された患者は、医師の提案する治療を受ける権利も、拒否する権利も有しており、（法的に）問題のない範囲内で感情を自由に表現する権利を有する。

2) 患者の理解度に応じて始める（情報の調整）

　面談のこの時点では、患者が病状をどれくらい知っているか、患者がどんな言葉でそれを表現しているかを、すでにあなたは理解している。情報を提供するにあたって、これを活用する必要がある。患者の言ったことの正しい部分を補足し、できれば患者の言葉を使ってそこから進めていく。それにより、たとえ一部変更されたり、間違いを正されたとしても、病状に関する患者の理解が確認され、真剣に受けとめられていることを患者は実感する。その結果、患者は自信と医療従事者に対する信頼感をもつようになる。

　この過程は情報の整理と呼ばれる[51]。この用語は患者が知っておくべき情報を、あなたが巧みに理解させていく過程を表現するのに役立つ。

3) 教　育

　次の段階では、病状に関する患者の認識を医学的事実に近づけることである。患者に医学的状況を理解してもらうために、医療従事者と患者のやりとりを完璧に表現する一般的な語はない。最もふさわしい言葉は"教育"である。この過程は、石油タンカーの操縦にたとえることができよう。コースを急に大きく修正したり、即座に完璧な対応をしたりすることはできない。さらに、大きくて急激な変化は逆効果であるだけでなく、危険であり船を沈没させかねない。悪い知らせを伝える面談における教育に必要なことは、ゆっくりと着実に面談を導いていくことである。

　これを行うには、まず患者が理解している事柄と医学的事実が、どれくらい違うかを評価する必要がある。すなわち、「必要なコースの修正」を評価しなくてはならない。その後に教育の過程は始まる。つまり、常に患者の反応を見ながら、患者の理解を少しずつ変更させていく。この過程では、患者の反応を事実に近づけるようにする。もし、患者が正確には理解できていないようであれば、関連のある医学的情報を強調するとよい。面談のこの部分で重要なことは、急激な変化ではなく、しっかりと観察し、面談を継続的に緩やかに導いていくことである。教育のための主要なガイドラインを以下に示す。

(1) 情報を少しずつ提供する：警告を試みる

　患者にとって、医学的情報は理解しにくいものである。ある研究によると、例えば静脈性腎盂造影撮影法のような簡単な検査でさえ、ほとんどの患者は与えられた情報の50％以下しか覚えていなかった。「がんだと先生がおっしゃったとたん…。それから後のことは何も覚えていません…」などのように診断が深刻な場合には、情報を覚えておくことはさらに難しくなる。この事実をいつも心に留め、話した全ての内容を患者は覚えているなどと期待しないことが大切である。何といっても、医療従事者はこれまで何度も話してきたかもしれないが、患者にとってそれを聞くのは初めてなのである。

　したがって、基本は情報を少しずつ提供することである。この過程を始めるための有効な手法の一つは、警告を試みることである。患者の期待と現状の間に大きな隔たりがある場合には、患者が思っているよりも事実はもっと深刻であるという警告を与えることによって、患者の理解を促すことができる。例えば、「そうですね。病状はそれよりもっと深刻なようです」などがそうである。そして、その後、段階を追って深刻な予後に関する情報を与え、各段階での患

者の反応を待つ[52]。「胸部X線写真によると、肺に腫瘍があります。…（間）…これについて特に何かご質問はありますか？」などである。

　この警告に引き続いて、その事柄を説明することは、非常に有効な手法であり、何が起こっているかを患者が理解する手助けとなる。説明することで、難しい事柄が論理的でわかりやすくなる。「その打ち身ができたときに血液検査を行ったところ、血小板と呼ばれる血液成分の一部が作られていないことがわかりました。それは骨髄で作られるので、あなたの主治医は骨髄検査をして何が悪いのかを調べようとしました。そして、その検査で問題があることが明らかとなったわけです」などが例である。このアプローチにより、患者は理解し覚えやすくなるだけでなく、話の流れの中で質問することができる。

　医学的状況の説明を行っていく上で、使用する用語に注意を払うことは大切である。したがって、二番目のガイドラインは次の通りである。

(2) 専門用語ではなく日常語を使う

　医療従事者が情報伝達手段として使う言葉は、非常に効果的で正確である。これらのおかげで、患者に関する膨大な量のデータを医療従事者から医療従事者へ即座に伝えることできる。例えば回診での病歴の簡潔な説明や、救急部の医師から病棟の医師への電話の場合を考えてほしい。医学用語、看護学用語、心理学用語など、全ての医療従事者の言葉は非常に役に立つ。しかし、これらは教育を受けた者にとって理解しやすいに過ぎない。つまり、それらは難解な言葉なのである。患者はその言葉がわからず、疎外感を抱くことになる。さらに悪いことに専門用語の中には、一般的な言葉と同音でありながら、全く異なった意味を持つものがある。例えば"complain"は、医学用語としては「〜を訴えている」という意味であるが、日常場面では「不平を言う」という意味で用いられている。同様に、医学用語で「罹病率」という意味の"morbidity"は、日常語では「陰気な」(morbid) という意味である。したがって、患者に医学的状況を理解させることが目的であるならば、専門用語から日常語に言い換える必要がある。

　専門用語には別の魅力もある。多くの医療従事者は、彼ら独自の難解な言葉を使うことに誇りを持っている。医療従事者として独自の言葉を習得し、なじむために長い時間を費やしている。そして、困難な状況において、専門用語は安心させる隠れ家ともなる。すなわち、専門用語を使って患者への説明を行うことで、医師は患者から難しい質問を受けにくくなる。しかし、それでは専門

用語を使う医療従事者は安心するが、一方で、その言葉を聞き慣れない患者は疎外され孤立することになる。したがって、悪い知らせを伝える面談では、患者にわかりやすい言葉を使うことを心がけることは極めて重要である。いくつかの例を示しておく。

専門用語	日常語
芽球（blast cells）	白血病（leukemia）
脱髄（demyelination）	多発性硬化症（multiple sclerosis）
異常成長（abnormal growth）	腫瘍や癌（tumor then cancer）
占拠性病変（space-occupying lesion）	腫瘍や癌（tumor then cancer）
予後は厳しい（the prognosis is guarded）	病状が深刻である（the situation is serious）

この面談では自分自身ではなく、聞き手のための言葉を使うべきである。つまり、専門家の言葉から患者の言葉へ言い換えなければならないということを、心に留めておくことが重要である。

(3) どのように伝わっているかを何度も確認する

伝えた情報がどのように理解されているかを確認することは大切である。これは医療従事者のコミュニケーション技術として重要であり、面談において何度も行うべきである。このような"間"によって、情報は細かく分けられ、理解されやすくなる。さまざまな尋ね方によって、理解の程度を確認することができる。ここでは役立つ表現の例を示す。

「私の話の意味がわかりますか？」
「私の言っていることがわかりますか？」
「このことはよくわかりましたか？」
「多少戸惑われたことと思いますが、私の言っていることが大体わかりましたか？」
「私が何を言いたいのかわかりますか？」

これらの表現は、①患者が話の内容を理解しているかどうかが重要であることを示している、②患者に話すよう促している（患者は非常に混乱し、話がで

きないかもしれないので、話をするよう励ます必要がある)、③患者がその面談の主導権を持っていると感じさせる、④患者の感情に目を向けている(すなわち、これらの感情を両者の話し合いの課題として認めている)という点で非常に重要である。

(4) 情報を繰り返して強調し明確にする

患者に話していることを強調し明確にするために、さまざまな方法がある。

a) 明確化：両者の意図することが一致していることを確認する

患者は医療従事者の言葉を理解しているように見えても、違う意味で解釈していることがある。専門用語の対極である日常語でさえ、「治癒」(cure)や「慢性の」(chronic)などにみられるようにさまざまに理解される。両者が同じことを意図し理解していることを、できる限り確認することが大切である。これを確認する最も良い方法の一つは、話した事柄の大まかな趣旨を患者に復唱してもらうことである。通常、患者は大切なポイントはきちんと再現するであろう。しかし、時には非常に驚かされることもある。静かに腰をかけ、折良くうなずいていた患者が、こちらの話していた事柄の趣旨を全く理解していないことや、重要な言葉を完全に取り違えて理解していることもあり得る。面談のこの時点で明確化を行うことによって、その後の重大な誤解を防ぐことができる。

■基本原則ー16

明確化は教育において必要不可欠である。

b) 重要な点は繰り返し伝える

情報を覚えていることは、特に情報が深刻な場合には難しいため、重要な点は何度か繰り返して言わなければならない。否認がある場合には、なおさらそうである。重症患者に関わる場合、このことを厳しい現実として受けとめなければならない。それは患者のせいではない。医師が病気になった時、医師の方が情報をよく覚えているということはない。それは単に重い病気に直面した際、人間の脳には限界があることを示しているに過ぎない。情報を繰り返して言う時は、共感的な態度で臨むのが良い。「これら全てを一回で覚えることは難しいと思います」といったようにするのがよい。

c) 図や文字を使う

　封筒の裏やいらない紙に書いた簡単な走り書きが、記憶を助けるのに役立つことがある。これらのおかげで、複雑な化学療法や数回にわたる手術の説明が簡単にできることがある。また、それらを患者に持ち帰らせてもよい。他の者にとっては意味がなくても、それらによって患者は会話の内容を後で思い出すこともある。自分の名前を添えて診断を書き留めることも価値があるかもしれない。このことは患者に支配感を与え、医師や看護婦は自分が言ったことに責任を持つことになる。

d) 面談を録音したり、冊子を活用したりする

　医師の中には面談をテープに録音し、そのテープを患者に与えている人もいる。このやり方は確かに実行でき、面談を強化するものである。しかし、医療従事者の中には、それはいささか大げさすぎると感じる者もいる。一方、患者の中には、テープレコーダーを持参し面談の録音を求める人がいる。このような行為は、雰囲気を少し不自然にさせる。だが、この要望は拒絶しない方がおそらく賢明であろう。多くの専門病棟では、現在、その施設での一般的な疾患に関する冊子を活用している。患者に手渡す前に、自ら目を通しておくことが大切である。患者と綿密な面談を行って冊子を渡すようにする。その後、再び来院した際に、「先生、薬の副作用で膀胱炎があるとはおっしゃいませんでした」と言われるのは厄介である。冊子ほど詳細でなくてもよいが、「一般的で重要な問題に関しては、全てお話ししました。しかし、冊子では他の事柄にも触れています。ただし、それらは非常に稀です。完全な情報提供を望まれる方もおられますので、冊子には詳細まで十分に記載しています」と伝えるのがよいであろう。

　これらの手法は数秒あるいは数分を要するかもしれないが、その後の面談での多くの時間を節約するであろう。「この内容を覚えるのは難しい」と言われると、覚えようとやる気になる患者もいる。しかし、一方で「自分はばかにされた」といった思いを抱き、怒りや憤りが芽生える患者もいる。

(5) コミュニケーションのレベルを確認する

　面談を進めていく上で、患者と話している自分のレベルを自覚しておくことが望ましい。患者を見下して話をしたり、恩着せがましい態度をとったりする誘惑にかられる。メッセージの受け取られ方を何度も確認し、患者の答える言葉に耳を傾けることで、この問題に気づくことができる。患者が自分と違う言

葉で答えたなら、自分の言葉を患者に合わせるようにする。
　理想は、全ての医師と大人の患者が、大人対大人としてコミュニケーションをとることである。このようなコミュニケーションの機会を、患者に与えているかどうかを確認すべきである。時には、親子のような関係のコミュニケーションのパターンを希望する患者がいる。患者の受け答えにこれを察知した場合には、少なくとも最初のうちは患者が病気に対処する方法の一つとして、これを受け入れるのが望ましい（第3章を参照）。

(6) 患者の言葉に耳を傾ける
　患者自身の不安や心配事に耳を傾けずに、悪い知らせを伝える面談を進めていくことは非常に危険である。

> **症例**
>
> 　これは、ある患者の未亡人によって語られた話である。「夫は病院から帰ると、『心臓が悪く、非常に重症である』と告げられたと言いました。私達の主治医は若い方で、約一週間後の朝食前に往診に来ました。先生は、夫が遺書を書かなければならないこと、それもすぐに始めるべきであることを繰り返し言いました。私達は『すでに全て済ませています』と何度も言ったのですが、先生は『急がなければだめです。状況は急激に悪くなっています』と言い続けていました。後でその病院の他の患者さんから聞いたところによりますと、夫が入院していた時に、その医師はそのような話をすでに二度もしていたそうです。その朝食前の診察の後、夫は無口になり、私と話すことも死ぬまでほとんどありませんでした。夫は元気で快活なビジネスマンから、黙って考え込んでいる抜け殻のようになってしまったのです。夫は約1年前に亡くなりましたが、私は夫のことを考えるたびに、あの朝の面談を思い出しては泣いています。」

　これは患者の話を無視して、自分自身の考えに沿って面談を進めることが、いかに望ましくない結果を招くかを示している。この患者は予後をはっきりと知っていて、自分の遺書もすでに作成しており、それについて話すことは望んでいなかった。医師は自分が正しいことをしており、ともかく是が非でも患者に事実を伝えなければと思い込んでいたに違いない。その結果、悲劇的なこと

に、患者が自閉的な懐疑心の強い抜け殻のようになっただけでなく、患者の妻の悲しみは病的なものとなり、妻は楽しい思い出として夫を思い出すことができないでいる。

　誰でも同時に二つのことをするのは好まないが、残念ながらそれが悪い知らせを伝える面談で要求されることである。患者に情報を伝える一方で、医療従事者は同時に患者の反応に耳を傾け、患者の考えや、心配事や不安な事のリストを引き出そうとしなければならない。次の章では、患者の反応の説明や実例を挙げるが、ここではその基本方針についてみていく。

a) 心配事や不安な事のリストを引き出すようにする

　患者が最も不安に感じていることは、医療従事者の不安とは一致しないことが多い。例えば、患者は潰瘍性大腸炎の長期的合併症よりも、人工肛門による性生活への影響を心配していることがある。原疾患の危険性よりも、化学療法による脱毛の方を心配したりする。患者の心配事に耳を傾け、それらを確認し理解しようとすることが重要である。必ずしも直ちにそれらに対処しなければならないというわけではなく、患者が話したことを自分が理解したこと、すぐにその件に話を戻すつもりであることを、とりあえず伝えてもよい。とはいえ、聞いたことを簡単に無視してはならない。

b) 隠れた質問に耳を傾けること

　患者の持つ奥深い心配事は容易には、明らかにならないものである。患者と話をしている途中で、患者が何かを質問してくることがある（第3章を参照）。このような隠れた質問は、患者にとって非常に重要な場合がある。この時は、話を途中でも終わらせて、患者が言ったことを再び尋ねてみるのがよい。患者の思考の流れを辿っていくようにする。これがきわめて重要である。

c) 患者に先導してもらう

　面談を終了させようとしている時に、患者がもう一度面談の最初に戻りたいと思っている場合がしばしばある。これは、患者のへそ曲がりというようなものではない。これは患者の恐怖と不安から生じている。つまり患者は面談を再び元に戻すことで、主導権を取ろうとする。それは、患者にとっては勝利のようなものである。次の例は、著者の一人が経験した出来事である。

> **症例**
>
> 　患者は若い家庭医であった。仕事上、カウンセリングや心理療法に非常に興味を持っていた。患者は、化学療法ではどうしようもない骨転移のある乳がん患者であった。入院している間、患者は明らかに自分の将来や個人的な感情について語りたくないという明確な意志を持っていた。日々、病気に関すること以外には、コミュニケーションを取ろうとせず、完全に"心を閉ざした"ままであった。私は押しつけたりせず、「希望されれば、お話をお伺いします」と数回申し出た。ある診察の時に、患者に今日の診察にはあまり時間がとれないということを伝えた。そして話を終えて、ドアのところまで行き、ノブに手をかけたときに、「それでは、安楽死はどうでしょう？」と患者は言った。私は振り返って、再び患者の前に座り、それはどういう意味なのかを尋ねた。それから比較的短い時間ではあったが、私達は非常に有意義な会話をすることができた。振り返ってみると話の内容が患者にとって非常に負担となった場合、すぐにでも話を止めることができるであろうと患者は感じていたにちがいない。というのは、私が回診にあまり時間を割けないことを知っていたからである。このことが引き金となって、患者は話し始めたのである。

> **ポイント**
>
> 　これに近いようなことが起き、十分に話し合う時間がない場合でも、まず患者の前に再び腰を下ろす。そして、そのテーマが非常に重要であり、それについてもっと話し合いたいので、別の機会に時間をとりたいということを患者に伝えることが望ましい。

(7) 自分の話題を患者のものと調和させる

　自分の話題を患者のものと調和させることは、会社の合併のようなものである。自分の方が患者の見解に応じて調整する必要がある。この歩み寄りにより、患者を援助していこうとしていることを患者は感じる。

　患者から心配事のリストを引き出す時には、まず、その内容を受け止め、会話の中で取り入れていくように試みるとよい。お互いの話題を"混ぜ合わせる"

ことである。患者の関心を取り入れていることを明確に話しておくのがよい。例えば、「髪の毛が抜けてしまうことを心配していらっしゃるのはわかっていますので、後でその話をします。でも、まずは化学療法を勧める理由について話してもいいですか？」などがそうである。

5. 第5段階：患者の感情に応答する

　悪い知らせを伝える面談が成功するか否かは、究極的には患者の反応や感情にどのように応答するのかということにかかっている。患者の反応とそれに対するあなたの応答は、非常に大きなテーマであるため、便宜上、患者の感情と反応を第5章で議論することにする。第5章では、医療従事者が直面するであろう患者の反応の種類とそれに対する応答の方法を示す。いずれわかると思うが、患者の反応や感情に応答するということは、面談の中で最も集中力を必要とする部分である。一方、経験を積み重ねることによって大いに改善をもたらすことのできる部分でもある。したがって、患者の反応にびっくりさせられることは次第になくなり、自分なりの工夫を面談に取り入れることができるようになる。

6. 第6段階：計画を立てて完了する

1) 今後の計画を立てる
　悪い知らせを伝える面談では、その悪い知らせがどれほど深刻なものであるのかによって、患者は当惑したり絶望感を味わったり、混乱したりしてしまうかもしれない。これらの感情に注意を払い共感すると同時に、患者の感情に反応する以上のことを示す必要がある。あなたが医療従事者なのでどんな混乱でも理解でき、自分の今後の計画を提案してくれる者であると患者は見ている。それにより、患者は、医療従事者を友達や好意を寄せてくる人と区別するのである。したがって面談のこの時点では、あなたが知っている患者の思いや考えと、医学的に予想される経過、そして今後の計画を統合していく必要がある。今まで患者の話に耳を傾け、聞いてきた面談は、この段階において医学的な見解と指導を行って、あなたが患者の味方であるということを示すようにする。患者自身のことと患者の思いや考えについて十分に話を聞いていなければ、こ

れを行うのは不可能である。しかし、これは同時に医療従事者としての臨床的な能力を患者に示す部分でもある。この部分での役割によって、患者があなたを"真の"医師・看護婦・他の医療従事者と認めることができるのである。この段階は、次の5つの基本的ステップからなる。

(1) 患者の問題リストを理解していることを示す

　もし面談が予定通りに進んで来たのであれば、今から述べることは、すでにあなたが面談の最初から実行してきたことである。面談を始めてから、第3章で述べた効果的に傾聴することにより、最も大きな悩みをすでに聞いて知っていることを患者に伝えているであろう。

(2) 解決できることとできないことがある

　医学的問題と心理社会的問題のいずれにも、解決できるものとできないものがある。第5章で患者の反応の話題に関連させて、これらの問題を議論する。実践での第一歩は、解決可能なものと不可能なものの違いを理解していることを示すことである。もしそれを示さなければ、患者はあなたの援助が効果的でないと感じることになる。患者自身が問題を検討している最中に、面談が行き詰まったり、泥沼にはまってしまうようなことがある。時には、それらの問題をリストにして、順にあげてみることがしばしば有効となる。そして、患者にリストにある問題の優先順位をつけてもらうのである。その後に、自分の考えをまとめてから、まずはじめに取りかかる問題について決めるということになる。このような面談をするには、医師、看護婦、他の医療従事者としての広範な知識が必要とされる。そして、あなたの考えと計画を理論的に並べて面談を行うことは、最も集中力を必要とする部分である。

　この段階は、今後について約束する過程の第一歩である。そして、今後について非現実的なほどには楽観的になりすぎない方がよい。この時点で、このように抑えるのは、後で患者が幻滅するような事態にならないためである。

(3) 今後の計画や戦略を立てて説明する

　今後の計画を立てる際に、多くの不確定要素が含まれていること、「わからない」と答えること、また複数の選択肢（「もしめまいが治らないようでしたら、その時は〜しましょう」）を示すことは差し支えないことである。あなたが実際に行うことは、道筋を示すことである。患者はあなたが計画を立てていることを知る必要がある。たとえその計画は、「問題が実際に起こってから対処する」というような計画であっても、少なくともあなたが患者を見捨ててい

ないことを示す必要がある。計画を立て、それを患者に説明するという行為を、患者は自分に対する援助であると思う。このような行為が、この患者とあなたとのこれから先の人間関係を決定づける。そして、患者の個性を尊重し、患者のために行おうとしていることを強調する。

■基本原則－17
　計画は医学的な管理を含み、患者の援助の一部をなす。

　最悪の事態に備え、かつ最善の状況を期待する。物事を前向きに受けとめる態度を強調しつつ、麻痺、悪化や死といった最悪の経過に対しての計画も立てて援助しようとすると、患者の抵抗や批判をうけるかもしれない。人間の脳は機能的に区画整理されているので、最善を期待しつつも最悪の場合に対する計画を立てることができる。このことを理解し、患者に伝えるのは最も重要なことである。結局、死後どのように財産を分配するのかなどを示した遺言を残す人は多い。遺言を書くという行為はすぐに死につながるという訳でもなく、また生への意志を奪うことでもない（心理学的態度とがんとの関係に関する最近の概説については文献53を参照）。最悪の事態に対する計画は立てるが、通常それはあたかも必要ないものであるかのように生活している。これは気分のホメオスターシス（恒常性）の一端を示すものである。患者が将来の事態に適応できるよう援助する中で、この点を非常に明確に強調するのは価値があることである。「最悪の事態に備えることは、最善を希望するのを止めることではありませんよ」といった言葉は非常に役立つ。この言葉によって、これが正常な機能であるという事実を強調することになる。

⑷　患者の対処方法（コーピング）を見つけ、それを強化する
　医療従事者の教育において、患者のために何をすべきかということに重点が置かれている。例えば糖尿病性昏睡や虫垂切除術では、患者に意識がないので医療従事者は全ての仕事をこなしていく必要がある。しかしながら慢性疾患では、患者は自分でできることは自分で行うことがよい場合がある。患者の対処方法を評価せず、その患者に利用可能な援助のシステムを活用しなかったなら、それは逆効果でしかない。したがって面談のこの段階では、患者にとって役に立つ心理的な資源に目を向けていく必要がある。そして、患者が自分自身のた

めにできることを評価できるよう手助けをしていくようにする。この過程には、患者が自分自身の対処方法を見分ける手助けも含まれる。これらの過程のうちの一部は第5章で紹介する。

(5) その他の援助を見つけて組み入れる

　患者自身が事態に対処する力を持っているのを、医療従事者は忘れてしまいがちである。さらに、医療従事者と患者との関係以外で力になることのできる人の存在も忘れがちになる。ほとんどの人には、何らかの交流があって、援助に協力できるような友達や家族、親戚が少なくとも1人や2人はいるものである。社会的な援助が全く受けられない患者のために、自分自身で利用できる近隣の社会的サービスに医療従事者が登録する必要がある。患者の援助についての評価を始め、患者の将来の計画に他の援助を組み入れていくうえで、悪い知らせを伝える面談は重大な局面となる。

2) 患者を援助すること

　"援助"(support) という言葉は、いったい何を意味するのであろうか？この言葉はしばしば専門的な意味で用いられ、患者に関する記述にも登場する。しかしほとんどの場合、この言葉は明確には定義されていない。そのためにしばしば過剰に用いられている。「私達は患者を援助しなければならない」とか、「患者のために共にいなければならない」と常々言われている。しかし、これらの言葉は正確には何を意味するのであろうか？その意図と動機については疑う余地はない。しかし、援助すると呼べる行動はどのようなものなのか？そしてどのようにしたらよいのであろうか？これらの質問に対する本当の答えは、患者・医師関係の根底に触れるものであり、医学の実践全般のあらゆる側面を含むものである。しかし、援助を実際的に定義できる、より簡単で実践に即した方法がある。

　患者に対する"援助"は、基本的には白紙委任を与えることを意味するのではない。患者の全ての要求に応じ、あらゆることに応じなければならないというわけではないし、またそうすることは不可能である。しかしながら、患者の言葉に耳を傾け、患者の感情を理解することはできるであろう。そういった行為は価値判断を伴うべきではない。いわゆる効果的に傾聴するとは、患者を援助するうえでの第一の要素なのである。相容れない領域は常に存在する。自分の専門的な知識に根ざす領域もあるし、また死生観に根ざすものもある。この

相容れない領域が存在するということは、あなたが患者の援助に失敗したということを意味するのではない。

> **症例**
>
> ある30代半ばの女性弁護士である患者は、抗癌剤抵抗性の卵巣がんを再発していた。骨盤内での再発がCTスキャンで認められ、腫瘍マーカーは上昇していた。しかし完全に無症状であった。患者は多くの意見を求めてまわり、数か月にわたって、これからの選択肢を検討した。その間、患者は無症状のままで、治療は行われなかった。結局患者はとても毒性の強い抗癌剤の大量投与療法を試みることにした。これに対して患者の医師たちは、よく考えると早まった措置であり、悪く考えると貴重な時間とお金の無駄であると感じていた。患者の医療チームの誰一人として、この療法が最も良い選択であるとの患者の見解を"援助"するものはいなかった。彼らの見解は、この療法は患者の身体的な健康に逆効果になるというものであった。しかし彼ら全員は、たとえどんなに犠牲を払ったとしてもあらゆることに挑戦したいという患者の願望を"援助"したのであった。患者は治療後も、チームからの"援助"が得られるということを保証された。たとえチームの誰もが医学的には勧められないような治療を患者が受けた場合でも、その治療後でもチームによる"援助"は継続していくということを、患者は感謝の念を持って受け止めていた。

■基本原則－18

患者を援助するために、患者の見方に必ずしも同意する必要はないが、患者の見方に耳を傾け、患者の言っていることを理解する必要がある。

3) 今後の約束をし完了させる

面談の最終的な部分は、これまでの話し合いを要約し、今後の約束をすることである。要約では、あなたが患者に耳を傾けてきたということと、主要な関心事や問題点を把握していることを患者に示すのが望ましい。要約をする際にも、非常に多くのことについて考えなければならない。簡単な仕事ではないが、

あなたと患者の2つの構想の全体像を示すようにする。第5章でみていくことになるが、最初の話し合いで現在と将来の全ての問題に対する全ての解決方法を提供する必要はない。状況が不確実であることを示すのはいっこうに差し支えないし、誠実であり良いことである。今後の道筋について、あなたの考えを示すことはしばしば役に立つことである。この考えをもとに今後の計画を立てていくことになる。例えば「最高8週間までこの錠剤を続けてみましょう。もし良くならないのでしたら、もう一度検査をしましょう」あるいは「それぞれの治療終了後、胸部X線写真を撮りましょう。治療を2回終わった後に改善がみられなかったら、この方法を止めて別の計画を立てましょう」などがそうである。

　主要なポイントを要約した後に、あなたは次のような質問（もしくは類似するような質問）をする必要がある。

　「今、私に何かご質問はありませんか？」

　時として患者は、取り上げられなかった事柄については心配を表に出さないことがある。それは、あなたが少し触れただけの治療や病気の一側面であったりする。あるいは質問することによって話し合う機会が与えられないと、患者の最大の関心事や不安（あるいは恐怖症のことさえある）の種になるかもしれない。いずれにせよ、面談のこの部分は、講義後の質問の時間と同様に重要なものである。つまり未解決の問題が表面化することのできるチャンスなのである。

> **ポイント**
>
> 　多くの患者は面談の時、質問しておきたいと思う全てのことを、その場で思いつくことはできない。それは、病気、診察の場面、感じている脅威などに関連したさまざまな理由があるからである。まず、この面談は患者の重要な問題を、話し合う最後のチャンスではないということを患者に話す。そしてどんな質問でも紙に書き留めて、次の面談の時に持ってくるように提案するのは、非常に役立つことである。著者らのこれまでの経験では、この提案によって山のような質問が来ることはなかった。確かに3枚もの紙に質問を書き込んで持ってくる患者もいたが、そういうのはたいて

> い重要な質問を紙に書き留めるように提案する前の初回の面談の時であった。このような患者の場合でも、次の面談の時には質問の数は決まって減ってくるものである。

　最後に患者と今後の約束をしなければならない。これは非常に簡単にできることであるが、たいへん重要なことでもある。例えば、「2週間後の次回の診察の時に会いましょう」とか「今から新しい薬を試してみます。明日の回診の時に診察をしましょう」のようにである。面談の終了時には、患者は将来が全くないと感じたり、逆に将来に可能性があることを聞いて喜んでいるかもしれない。自分がその患者を再び診察する予定がない場合でも（第3次医療施設でよく起こっているように）、少なくともコミュニケーションの術があることを患者に示しておく必要がある。例えば、「次の予約はしませんが、あなたの家庭医が私のアドバイスを必要としたら、私に電話してもらってください」などである。おそらく要約と今後の約束の最も重要な働きは、自分が患者の話を聞き、それが印象に残っているということを患者に示すことにある。ほとんど全ての人が、人からある程度特別扱いされたいと思い、無視されることを心配する。これらのことはおそらく人間本来の性質であり、病気になったときに特に増幅されるものである。

■基本原則－19
　要約と今後の約束なしに面談を終了してはならない。

要 約

❶ 悪い知らせを伝える面談は、①情報開示（患者に情報を提供すること）、②治療的対話（患者の反応に対して患者の益となるような応答をすること）からなる。

❷ 悪い知らせそのものが、患者に苦痛をもたらす。患者を援助し、細心の注意を払った面談は、結果的に患者の苦痛を最小にする。

6段階のアプローチ
　第1段階：面談にとりかかる
　　　　　①環境を整える
　　　　　②どこで行うのが望ましいか？
　　　　　③誰が立ち会うのが望ましいか？
　　　　　④開始する
　第2段階：患者がどの程度理解しているのかを知る
　第3段階：患者がどの程度知りたいかを理解する
　第4段階：情報を共有する（整理と教育）
　　　　　①あなたの目的（診断・治療計画・予後・援助）を決定する
　　　　　②患者の理解度に応じて始める（情報の整理）
　　　　　③教育
　　　　　　(1)情報を少しずつ提示する
　　　　　　(2)専門用語ではなく日常語を使う
　　　　　　(3)どのように伝わっているかを何度も確認する
　　　　　　(4)情報を繰り返して強調し、明確にする
　　　　　　(5)コミュニケーションのレベルを確認する
　　　　　　　（大人対大人としてのコミュニケーション）
　　　　　　(6)患者の言葉に耳を傾ける
　　　　　　(7)自分の話題を患者のものと調和させる
　第5段階：患者の感情へ応答する
　　　　　患者の反応に気づき、それを受けとめる

第6段階：計画を立てて完了する
　　　　①今後の計画を立てる
　　　　②今後の約束をし完了させる

参考図書

Billings AJ. Sharing bad news. In: Outpatient management of advanced cancer. New York: Lippincott, 1985: 236-59

Maynard D. Notes on the delivery and reception of diagnostic news regarding mental disabilities. In: Helm DT, Anderson T, Meehan JA, Rawls AW, eds. Directions in the study of social order. New York: Irvington, 1989

第5章 患者の反応

I 患者の反応に応答する際の一般的な心得

　悪い知らせを伝える場合、熟練した医師とそうでない医師とでは違いがある。その違いは、患者の反応に応答する能力と技術において明確に表れる。情報を伝えることは、これに比べると比較的容易である。それは言葉を選んで、一般的な原則に従えば改善することができるからである。面談において困難であり、非常に大切な部分は、患者が反応し始めた時点から始まる。そして、それは気づいていようといまいと、あなたが部屋に入った時から、普通はそれ以前から始まっているのである。

1. 患者の反応の評価

　医療従事者は、健康と病気の生物医学モデルを使用して教育されている。そのため患者の反応が正常であるのか、病的であるのかを評価しがちである。これは大部分の医学的状況において、本質的に間違っていないし危険ではない。しかし、悪い知らせを伝えられた後の患者に応答する際には、このアプローチは不適切であり、実際にコミュニケーションの妨げとなる。悪い知らせを伝えた時の、患者の正常な反応の範囲はきわめて広い。このため個々の患者において"異常な反応"と診断しやすく、患者を無視したり、孤立させたりしている。医師や看護婦が、患者の態度や反応をこのように判断してしまうと、「見捨てられた」、「無視された」という感じを患者が受ける。そして、それがよくみられる医療従事者に対する主な患者の不満の原因となる。だからといって、患者や家族の反応を受け入れたり、迎合するのが良いというわけではない。医療従事者が患者の反応に相応しく応答するためには、単に"正常"か"異常"と診断するのではなく、より詳細に、個々に応じた対応をする必要がある。本章で

は個々の患者に対応して一貫した過程を示し、各々の患者に最も適した、あるいはより適した援助が受けられるようにするための主要なガイドラインと原則について述べるつもりである。

したがって、実際に医療従事者として患者の反応を評価し、それに応えるためのアプローチが必要である。そのための最も有用な基準には、①社会的許容性 (social acceptability)、②適応性 (adaptability)、③解決性 (fixability) の3つがある。第一の社会的許容性とは、患者の反応は文化的規範や規則の範囲内でなくてはならないというものである。例えば声をあげて泣くことは、たいていどこででも受け入れられるが、病院内を暴れ狂って走り回ることは認められないなどである。第二の適応性とは、その状況において患者の反応は苦悩を増大、あるいは減少させるのかどうかということである。第三の解決性とは、患者の反応は苦悩を増大させている場合に、助けとなる介入方法はあるのかどうかということである。これらの基準をさらに詳細に検討することにより、"受容できる患者の反応"の境界をより広くできることを強調することは、価値があることである。

■基本原則－20

悪い知らせを伝えられた際、患者の正常な反応の範囲は広い。

2. 凝縮された肖像

人は誰でも不幸や逆境に対処するために、独自のやり方を見いだすものである。誰もが悪い知らせを伝えられると、悪い知らせに対処する際の助けとなる反応や、そうでない反応などの一連の反応を示す。この際、医療従事者が目の当たりにする患者の反応は、ほぼ間違いなく、これまでなされてきたストレスに対する反応の仕方で現れる。年月を経て練られ、経験によって変化するが、過去の不幸に対処してきたやり方である"凝縮された肖像"、あるいは"再現"なのである。

もしかしたら病気に関する悪い知らせは、その人に降りかかった最悪の事態かもしれないし、多くの場合そうである。誰でもさらに悪いことが実際起こらなければ、経済上の困難や夫婦間の問題、仕事上の出来事などを最悪の不幸で

あると考えがちである。多くの場合、生命を脅かすような病気は想像しうる最悪の出来事である。したがって、そのような病気に対する反応は、その人にとって人生で最も強烈な反応となるであろう。

このように悪い知らせの面談で表される反応は、様々なものが入り混じったものであり、おそらく強烈なものとなる。また、病気そのものや患者の反応の段階によって決定されるものではないであろう（第2章を参照）。むしろ、それは深刻な問題に対処するために、その人に元来備わっているものであろう。それは家族の影響や子ども時代の出来事、大人になってからの価値観などによって、長年にわたって培われたものである。医療従事者がしなければならないことは、この入り混じった反応を他の人々や予め定められた何らかの基準と比較して、正常であるか異常であるかを単に決定することではない。それは患者の反応がその状況に対処するために役立っているのかどうか、また、役立っていない場合は、患者の苦悩を軽減するために何ができるかを考えることである。時には患者の反応があまりに激烈であり、混乱しているために、問題解決のための面談を進める前に何らかの制限を設けなければならないこともある。このようなことは日常的ではないが、考慮に値するであろう。

3. 許容できる行動

社会や文化は、ある集団の構成員を見分けたり、認識したり、包含したりする一連の規則に他ならない。患者や家族の行動が社会の許容範囲を超えていれば、たとえ医療従事者が社会的許容性において寛大でないことになっても、許容できないと伝えなければならない。例えば家具を壊したり、スタッフを身体的に脅したりすることなどは稀ではあるが、絶対に受け入れられないことを行った場合、医療従事者は平静を保ちながら、決して怒ったり取り乱したりせずに、「この行為は受け入れられない」とできるだけ断固たる態度でその人に伝えるのが良い。たいていの場合、医療従事者が怒りや恐れなど大きな反動を示さなければ、患者や家族が得るものはなくなり、その行動は自ずと収まっていくものである。著者の一人が経験した次の症例は、挑発に直接反応するのを避けることがいかに大切かを示している。

> **症例**
>
> 　救急室での薬物乱用者や精神病様の錯乱の患者を除くと、これは著者が直面した最も攻撃的な行動であった。それは転移性悪性黒色腫で死に瀕した女性の夫からのものであった。初めての面談で、夫は病院や他の医師、そして私を数分間にわたって罵った。その後、彼は部屋にある椅子を投げ始め、ついには私の近くに投げつけてきた。その時、彼がわめけばわめくほど、私は落ち着いて見えるように努力した。私は恐ろしかったが、椅子に座り、上着を脱ぎ、肩をいからせないようにした。そして私が話ができるようになった時に「たとえどんなことでも、あなたの話を伺います。しかし、私達は礼儀正しく話をしなければなりません」と彼に話した。暴力的な行動をとっても私が反応を変えないとわかると、彼はそれをやめた。そして数分後、彼の行動は依然激しかったが、受容できる範囲内に十分収まった。

　非常に稀であるが、穏やかに対応してもうまくいかない場合がある。その時は、その行動が本当に危険であれば最後の手段として、警備員や警察も含めた援助を求める必要があるかもしれない。しかし、ほとんどの場合にその必要はなく、その場の規則を毅然として強調することにより、攻撃的な行動は静まるものである。

　ある文化圏では、大きな声で泣いたり、金切り声を上げたりして、声を出して表現することがある。そのような患者は、その文化の中では受け入れられるかもしれない。しかし、その患者が入院している場合は、隣のベッドの患者には受け入れられないかもしれない。騒ぐことのできる部屋をそのような患者や家族のために用意することができなければ、「非常に辛いお気持ちはお察しいたします。しかし、入院中の他の患者さんにできる限りご迷惑にならないようにすることが重要です」とできる限り毅然と、かつ優しく、繰り返し説明するのがよい。これらの状況に、臨機応変に対処することは容易ではない。しかし、できる限り毅然、かつ落ち着いて行動するようにする。

■基本原則－21

> 許容できない行動に対して、できる限りの寛容を示しなさい。落ち着いて、優しい口調で話すようにしなさい。毅然としながらも、穏やかに行動しなさい。

4. 適応反応と不適応反応とを区別する

　悪い知らせに対する患者の反応を評価する際、その反応が患者の助けとなるのか（解決の糸口となるのか）、またはそうでないのか（問題の原因となるのか）を判断する必要がある。これを評価する過程は、容易に理解して記述できる原則に基づいているところもあれば、記述しがたく臨床的判断に基づいているところもある。経験を重ねていくことで、驚くほど急速に習得することができる。

　主要な原則は簡単である。つまり、異常と思われる反応であっても、患者にとっては異常ではなく、それによって患者が落ち着きを取り戻すのに助けとなるものがある（適応反応）。一方、これとは反対に社会的・文化的には望ましく見える反応であっても、実際には悪い知らせに対処することを妨げているものがある（不適応反応）。

　複雑な臨床においては、特定の反応が適応的であるか、不適応であるかを速やかに判断することは不可能かもしれない。時には患者の苦悩が軽減されているのか、増大しているのかを確認するために、時間をかけて患者を観察することが必要となる。本章ではそのガイドラインを提示する。しかし、一目見ただけで適応反応であるか、不適応反応であるかを、判断する必要はないことを心に留めておくことは重要である。

　本章の後半では、患者の反応が適応的であるか否かの特徴に焦点を当てながらみていくことにする。例えば後に検討することになるが、否認は患者の助けとはならない反応であるとしばしばみなされており、また、Kübler-Ross博士の死の過程の一段階として扱われている。しかし、私達の見解では、否認は人間を圧倒し脅かす情報を受け入れる方法の一部分であると考えている。したがって、患者の反応を評価する方法において、否認は悪い知らせを受け止める初期の段階では適応的とみなすことになる。なぜなら、否認することにより、患

者が一歩ずつ悪い知らせと取り組むことになるからである。しかし、その後、否認が長引いてくると、患者が理性的に判断することを妨げることになり、否認は不適応反応となると私達は考えている。多くの場合、ある程度時間が経過しないと適応的か否かを判断することはできない。同様に、ある程度声を上げて泣くことは、ある人にとって悪い知らせに対処する方法の一部となるが、例えば何日間や何週間にもわたって面談の際に涙に明け暮れる場合は、深刻な問題となるであろう。この場合、もはや泣き尽くして済むような問題ではない。

これから私達が取り扱うものの導入として、悪い知らせに対する患者の主な反応をここに列挙する。

適応反応	不適応反応
ユーモア	罪悪感
否　認	病的否認
抽象的な怒り	長引いた激怒
病気に対する怒り	援助者に対する怒り
声を上げて泣くこと	虚脱感
恐　怖	不　安
念願の成就	不可能な"探求"
現実的な希望	非現実的な希望
性的衝動	絶　望
取り引き	操　作

　患者の反応の中には、非常に短期間では患者の苦悩を軽減させるが、長期間では問題を大きくしてしまうものがあることに気づくことは大切である。繰り返し述べることになるが、否認が良い例である。例えば化学療法の有効率が低い場合、「治療がうまくいかない時のことを考えないことにします」と患者が言うかもしれない。これは患者の苦悩を一時的に軽減させるかもしれない。しかし、化学療法を行った大部分の患者にみられることであるが、治療が実際にうまくいかなかった時には、患者と家族はその結果に直面しなければならなくなる。この時になって患者と家族は、深い失望と混乱、絶望に陥り、有効な計画を立てることがより一層困難になるであろう。

　家計を例にとってみるとわかりやすい。預金のほとんどない人が、クレジッ

トカードを使って、大金をはたいてばか騒ぎをしたとする。クレジットカードで使った分を無視して過ごしていれば、一時的には生活水準は上がることになる。しかし、クレジットカードの請求書が届いた時には、膨大な負債を背負うことになる。そして、多くの場合、その時の生活水準を低下させて生活することは、はるかに耐え難いものとなる。

したがって医療従事者は、「もし患者や家族がこのままでいると、次に何が起こるであろうか？」と自らに問いかけることが大切である。言い換えれば、医療従事者は、その時点で患者の反応が助けとなっているかどうかだけでなく、その後の患者の問題がさらに大きくなるかどうかも合わせて判断する必要がある。これを予想することは困難であり、医療従事者の臨床的な判断によるところが大きいであろう。しかし、たとえそれが困難であろうとも、それを評価することを常に心がけることは大切であり、患者の今後を援助する際に非常に重要となる。

5. 解決できることとできないこととを見分ける

このように、患者の反応を評価する際の第一の基準は、社会的に許容できるかどうかである。第二の基準は、適応性をみることである。患者の反応が、患者が状況に適応する助けとなっているのかどうかである。第三の基準は、不適応反応に対して解決の可能性があるかどうかである。特定の反応が患者の助けとならないのであれば、医療従事者は、患者の苦悩を軽減するために介入することができるのかどうか、そして、もしうまく介入できない場合は、この状態を改善できる他の専門家がいるのかどうかである。

悲しいことではあるが、軽減することのできない苦悩が存在し、患者を援助できない場合もあるという事実に直面しなければならない。

> **症例**
>
> 患者は70代半ばの女性で、初めて外来を訪れた時に乳がんの再発が認められていた。患者は、前医である腫瘍学の専門医から聞いた内容を不満に思っていた。進行の遅い胸壁への局所再発があり、転移はなかった。胸壁の病変は広範囲におよび、軽度のかゆみと刺激、漿液性の分泌液がみられた。しかし、患者は服装に気難しく、容姿を非常に大切にしていた。患者

は悪い知らせを受け入れ、死ぬ覚悟はできていた。しかし、容姿の衰えと分泌液に伴う不便さには、我慢できなかった。患者には献身的に世話をする独身の娘がいたが、患者は「無能力である」と娘を立ち去らせた。興味深いことに娘は、「母の基準では、私は役に立たないのでしょう」と冗談半分に言い、これを認めていた。

●問題点

この患者を満足させることは非常に困難であった。痛みは耐え難く、副作用のために鎮痛薬の少量投与にも耐えられなかった。患者はできる限り長く家にいることを望んだ。しかし、娘の家事は患者の基準を満たすことができず、患者は我慢できなかった。患者は地元のブリッジクラブで社会生活を楽しむことを望んだが、患者の苦境に友人達が同情を示すことさえも我慢がならなかった。患者のケアに関与した、ソーシャルワーカー、臨床心理士、訪問看護婦、在宅ケアなどどんな機関にも深く失望し、さらに不満とフラストレーションの的となった。

●第一印象

おそらく最も手短な選択肢は、その患者のケアを別の医療チームに依頼することであろう。別の選択肢は約束事を決め、非常に限られたコミュニケーションしか取らず、いかなる不満にも耳を貸さないことかもしれない。

●再　考

この患者は確かに非常に怒りっぽかった。患者は病気のため自分の思い通りにならず、できないことや不便なことに怒っていた。言葉とは裏腹に、患者は怒りの背後では死ぬことを非常に怖がっているようであり、その恐怖心を認めることはできなかった。患者は怒りを医療への不満を示すことで表現していたが、本質的には不幸であることで満足していた。数回の面談が満足できずに終わったため、ケアチームは問題を解決しようとすることをやめて、しばらくの間、患者が不満を言うことをそのままにしておくことにした。患者に不満を並べさせることが必要であり、患者が不満な態度ばかり示しても、患者に反発したり拒絶したりせず、患者に対してチームが援助し続けることを保証した。患

者の問題は解決されておらず、会話の内容もほとんど変わらなかったが、患者は微笑むようになり、いくつかの点で自分の現状を次第に受け入れるようになった。

> **◉ポイント**
> 解決できない問題を解決しようとしてはならない。それを受け入れなさい。

　この症例においては、どのような基準で問題が解決できるか否かを決めれば良いのであろうか？これもまた、臨床的判断による部分である。しかし、最も有効な判断上の目安は次の3つである。第一は洞察力である。患者は現状を悪化させている行動についてわかっているのかどうかである。あなたが問題点を指摘すれば、患者は認めるのかどうかである。第二は動機である。患者に行動を変えたいという欲求があるかどうかである。第三は交渉能力である。患者に行動パターンを修正するための歩み寄りがあるかどうかである。
　これら3つの質問の全てに対する答えが否定的であれば、評価しようとしている問題はおそらく解決不可能であろう。そして、解決しようと時間とエネルギーを費やすことは無駄であるかもしれない。前述の患者のような場合、限定した時間と配慮をもって患者を援助することが、たとえ解決できない問題であっても、おそらくそれが最善の選択肢となるであろう。
　さまざまな理由により、状況が解決できるかどうかを決めることができないことがしばしばある。患者との距離が近すぎたり、あまり経験がなかったり、非常に動転していたり、怒っていたりしていると医療従事者が感じているかもしれない。理由はいずれにせよ、患者の状況において重要な点が解決できるかどうかがわからなければ、別の人の見解を聞くことである。最も有効な見解を得るのは、社会的資源の状況によってさまざまである。臨床心理士、精神科医、ソーシャルワーカーなど簡単に声をかけられる人に聞いてみると良い。このような社会的資源を利用できない場合は、他の医師や患者のことを知っている看護婦、宗教家、ある程度客観的にみることができる家族から意見を求めると良いかもしれない。特に患者との人間関係が膠着状態にある場合、別の人の意見が治療計画を大幅に変えることがある。それはその状況に新たな見通しを提供

してくれる。

　Toronto-Bayview がんセンターの臨床現場では、臨床心理士への依頼の約2/3は、このような問題に関して別の見解を求めるものであった。このうちの2/3は、いくつかの点で患者の状況を改善することができた[54]。

■基本原則－22

　ある問題が解決できないと思われたがそのことに自信がない場合、他の人に聞きなさい。

6. 対立：対処するための一般的な心得

　患者の病状が悪化したり、今後の見通しが暗かったりした場合、患者・家族と医師とが対立することは珍しくない。お互いの気持ちは高まり、患者はおびえ、医療従事者は試みられる。患者を含めて関係者全員が、「患者のために最善を尽くす」という明白な同じ目標を共有しているが、"最善"が実際に意味する内容に大きな食い違いが生じることがある。

　医療従事者は誰でも患者と家族との対立を経験するが、対立を好まないものである。ここで提案される指針は、例えば「火事の時はまず落ち着いてください」という標示のような完璧な助言である。これは良い助言であり、火事以外の時には容易に従うことができる。しかし、たとえ患者と医師とが対立している時に平静さを保つことが困難であっても、少なくとも対立を深めないための指針はある。

　おそらく最も重要な指針は、「基本を忘れてはならない」ということであろう。対立が激化すればするほど、面談の基本原則である、①聞くための準備、②質問すること、③効果的に傾聴すること、④聞いていることを示すこと、⑤応答することと、悪い知らせを伝える6段階のアプローチに従うことがますます重要になる。

■基本原則－23

　状況が困難になればなるほど、基本に従うことがより重要になる。

さらに患者との対立に対処する際に、助けとなるヒントを次に示す。

1) 一歩下がるようにする

このような対立の中で大部分の場合、医療従事者は患者と何らかの形で感情的に関わっていて、中立でないことに気づく。このような感情的な関わりは、医療従事者の臨床的判断を狂わせたり影響を与えたりする。これらの影響力に抗することは難しいが、時に"一歩下がること"で、患者と医療従事者の感情状態を明らかにすることができる。著者の経験を次に示す。

> **症例**
> 乳がん初期の若い聡明な女性は、既に低脂肪・高繊維食を摂取していた。しかし、患者はさらに再発の可能性を低下させるため、どのようなビタミンを補充するべきかをもっと詳しく知りたがっていた。現在の研究では、ビタミンが再発に関与することは証明されておらず、私はそのことを数回話した。患者は固執していた。

●第一印象

実際、私は非常に我慢できず、『いいですか。既に4回もお話ししましたが、食事で何か変わるということは全く証明されていないのです。そんなことは忘れて何でも好きなものを食べてください』と言いたかった。

●再 考

私は一歩下がることによって、我慢できない気持ちを調整しようとした。患者は食事を変えることが乳がんの進行に影響することを明らかに聞きたがっていた。なぜか？振り返ってみると、患者が自分の病気をコントロールしたいと思っていることは明白であった。患者が化学療法を受けたことは、賢明な選択だった。しかし、それは患者が病気や治療を自分でコントロールしたことにはならない。だが、食事を変えることは自分をコントロールすることになる。同時に、もし食事を変えることが結果に影響を及ぼすという患者の考えに同意すれば、私は真実ではないと思われることを是認することになると感じた。結局、私は病気をコントロールしたいという患者の願いを認める、共感的な応答とし

て、「この病気になり、病気や治療をコントロールできないことは、あなたにとって大変辛いことだと思います」と言った。

> **ポイント**
> 感情的に対立している時に"一歩下がること"は、患者の感情的な態度とあなた自身の態度を評価しようとすることである。

2) 自身の感情を言葉で述べる：しかし、感情を表出しないようにする

　同じ過程の一部として、自分がどんな感情を抱いているかを理解すべきである。そして、自分の感情を表出するのではなく、相手に言葉で表現するようにする。

　上述の女性の患者の場合、もし医療従事者がまだイライラしていることに気づいた時に、「いいですか、すでに4回もお話ししましたが、食事で何か変わるということは全く証明されていません。そんなことは忘れて、何でも好きなものを食べてください！」と言うことは、感情を表出することになる。

　しかし、そのように言う代わりに、次のように応答すると対立する感情を沈めることになる。「申し訳ありませんが、このことに関して私はイライラしているようです。ですが、現在、私達がわかっていることとして、ビタミンは乳がんの経過に影響を与えないという事実をお話ししました。これ以上くり返して話をすることはしませんが、これが事実なのです」

　「落ち着いてください」という注意のように、あなた自身が強い感情を抱いている場合に、この原則に従うことは難しい。しかし、もしあなたが自分の感情に注意し、それを表出するのではなく、言葉で述べようとすれば、お互いに気まずい思いをせずに、対立を解消できる可能性がある。

3) 対立している領域を互いに明確にする

　時に「同意していないことに同意する」ことしかできないことがある。医療従事者と患者との関係において、このことは非常に重要な要素であり、これが対立を解決する唯一の方法となることがある。この場合、少なくとも医療従事者と患者が、同意できない領域とその境界をできる限り正確に明らかにすることが目的となる。

このアプローチは、対立そのものを解決するわけではないが、対立に結びつく感情を解決するのにしばしば有益である。上述の患者では、対立は態度における違いであることが明らかになった。医師が患者に共感し、患者の食事にビタミンを追加することを妨げないことは可能であった。とにかく、助言は強制すべきではなかった。しかし同時に、ビタミンの補充を医学的に支持することはできなかった。両者とも、この態度の違いを明確にしたことに満足し、そのおかげで、面談のたびに議論をくり返すことなく、面談を続けることができた。この過程を経なければ、面談のたびに議論が再燃するか、あるいは両者とも古い傷口が再び開くのを恐れて、このテーマに触れることを控えるようになったであろう。後者の場合、対立が未解決であるために、通常の臨床でのコミュニケーションが非常に難しくなったであろう。

4) 真実から離れすぎないようにする

対立の際に感情的にやり合うことの問題点は、医療従事者が最善の臨床的判断ができなくなることである。すでに見てきた通り、医療従事者が患者個人の特徴や人間性を完全に無視すれば、患者は不満を抱く。しかし、患者の個性に完全に応じ、患者の医学上の問題である臨床的事実から離れすぎてしまえば、同様に困難に陥ることになるであろう。これは微妙なバランスの問題であり重要である。医療従事者が患者に感情的に関わりすぎている場合（それが援助するものであれ、対立するものであれ）、医療従事者は病気に加え、個人やその人格をも含めた全体の状況よりも、むしろ患者個人（言い換えれば、特定の人格）に応答してしまう傾向にある。このような関わり方により、状況の基本的な事実や真実からかけ離れてしまうことが多い。例えば過度の不安を抱いている患者に、医療従事者が過剰な保証と楽観的態度で対応してしまいがちな点である。次章の一部では他の例をいくつかみることにする。

臨床像全体を見るようにすることが、一般に大切である。対立そのものに反応することを避け、対立がなかった場合にあなたがするであろう臨床的判断に基づいて行動するようにする。

■基本原則－24

対立している場合には、対立そのものには反応しないで、臨床的判断に基づいて行動を起こすようにしなさい。

7. セカンド・オピニオン (second opinion)

　患者と医療従事者の間の対立の有無に関係なく、患者はセカンド・オピニオンを求めるかもしれなし、患者にはその権利がある。多くの医療従事者はセカンド・オピニオンを求められると、多少防衛的になる。特に経験が浅い場合、医療従事者の能力が判断されていると感じるものである。しかし、患者がそのように感じれば、医療従事者はそれを認めざるを得ないであろう。セカンド・オピニオンを求める目的は、あなたから聞いた事柄の確証や反論を患者が得ることなのである。そして、あなたはそのプロセスの邪魔をしてはならない。

　患者や家族は時に置き換えの行動をとることがある。この場合、現実を避ける手段として"あちこちの医療機関を渡り歩く"という行動をとることがある。この反応は次の部分で扱うことにする。

　しかし、ほとんどの場合、セカンド・オピニオンは、あらゆる状況において全ての患者が入手できる選択肢の一つである。ただし、生命の危険があるため、時間的余裕のない緊急時は例外である。医療従事者は、臨床現場での事実としてセカンド・オピニオンを求める権利を認めなければならない。

II 特定の反応

　ここでの目的は、①悪い知らせに対する患者の反応の種類を見分けるのを助けること、②患者の反応の根源を理解しようとすること、③医療従事者として、患者に応答する際に有効な選択肢を示すことである。ただし本書では、あらゆる患者の反応やそれらに対処できる手法に関して、明瞭かつ完璧に述べることはできない。

　臨床経験はあまりに多様でつかみどころがなく、数ページで明確に表すことなど不可能である。何か新しいことやこれまで考えもしなかったことが常に存在するものである。ヒポクラテスは、「人生は短く、芸術は長く、経験はあてにならず、判定は困難である」と記している。著者である私達は悪い知らせを伝えることを30年近く経験しても、まだ新しいことを耳にしたり、新しい見方を経験したり、医療従事者と患者との間の新たなジレンマに遭遇したりしている。

すでに述べたように、人間はさまざまな感情を同時にもつものである。悪い知らせに対する患者の反応の中に、異なる反応が混在していることは日常的に見られることである。次のセクションでは、これら混在する感情の一部を示す。今後、患者の反応の中にそれらの感情を多く認めれば認めるほど、何が起こっているかをより完全に理解できるであろう。

最後に患者の反応を扱う。ときには、これらの反応は強い感情となる。また、ある時には、それらはさまざまな感情の一つに起因する行動をとる。本書は、悪い知らせを伝える面談でしばしば起こる事柄への実践的な指針である。そのため、このセクションを"感情"と"行動"に分けることはしない。しかし、個々のセクションで、この区別を明確にするつもりである。

1. 信じられないという気持ち (disbelief)

悪い知らせが本当に予想外であれば、それを受け入れることは常に困難である。したがって、"信じられないという気持ち"は、悪い知らせに対する最初の反応として非常に一般的である。日常生活での些細な失敗や驚きに、「信じられない」という表現を誰もが使っている。この表現は、「信じられない」とは言いつつも、知らせの大部分は妥当であるとみなしていることを示している。したがって、悪い知らせをあなたとわかち合う多くの人たちが、信じられないという気持ちを抱くことを予想しておくのがよい。信じられないという気持ちの本質は、基本的には「私はこの情報を受け入れるのが困難である（しかし、受け入れようとしている）」ということである。これは否認とは対照的である。"否認"の場合は、「私はこの情報を受け入れるつもりはない」という点で対比される。しかし、"信じられないという気持ち"と"否認"との間には当然ながら灰色の領域が存在し、境界を明確に定義することは不可能である。

患者は"信じられないという気持ち"をしばしば表明する。しかし、患者は医療従事者と議論するつもりはなく、「その知らせを受け入れることが困難である」という事実を表明しているに過ぎない。多くの場合、患者の言動や判断から、新しい知らせを受け入れていることは明らかとなるであろう。「信じられない」と表明することと、受け入れたことを示す行動や計画が、同時にみられることは珍しいことではない。知らせを受け入れることの困難さを理解したうえで、医療従事者が患者に応答するのであれば、否認と考えて応答するより

も、患者の助けとなるであろう。言い換えれば、患者と事実について議論するのではなく、受け入れることが難しいと感じている患者に応答するのがよい。

● シナリオ

　喫煙する以外には健康管理に熱心な40歳の男性が、通常のレントゲン写真で肺がんと診断される。そして「レントゲン検査で、肺に腫瘍があることがわかりました」とあなたが伝えると、患者は「しかし、私はマラソンをしているんですよ」と答える。そこであなたの応答には次のようなものがある。

閉じられた質問
「元気なので、がんになるはずがないと思われるのですか？」(1)

敵意のある応答
「いいですか、あなたは病気と向き合わなければならなくなったのです。あなたは、がんになったのです」(2)

開かれた質問
「このことを聞いてどう思われましたか？」(3)

共感的な応答
「とても元気であると思っている時に、深刻な病気を受け入れるのはとても辛いことに違いないと思います」(4)

(1)患者がいかに元気であるかを主張して、攻撃的だったり声高だったりする場合、多くの医療従事者は、特にこのように尋ねたい衝動にかられる。これは、その人の経験に関係するかもしれないし、経験に関係なく、たまたまその日だけかもしれない。実際、この閉じられた質問は正しい。この質問は、元気なことが肺がんの存在を否定するわけではないことを患者に気づかせる。しかし、医学的には正しいけれども、患者の言葉の背後にある、信じられないという気持ちを認識できていない。この閉じられた質問は、その後に敵意を招きがちである。また、この破滅的な知らせに対する患者の個人的な反応を、あなたが無

視したという印象を患者はきっと持つであろう。

(2)この敵意のある応答は、内容的には間違ってはいない。いずれ患者が事実に向き合わなければならなくなるということは、ある時点やある次元においてまさしく真実である。しかし、敵意のある応答は、患者が事実に向き合う際の助けにならないばかりか、それにより、あなたは援助の提供者となることができなくなる。開かれた質問や共感的な応答をすることによって、最初から事実に向き合うことを強制はしないが、実際には患者にその心づもりをさせることになる。患者に直接命じても、その通りにはならないであろう。

(3)この開かれた質問は、あなたにとって心配のないものである。開かれた質問が実際言わんとしていることは、「あなたの気持ちを話しても構わないのですよ」ということである。この質問に対する最初の反応が、敵意を含むものであることは十分あり得る。例えば「あなたは私がどう感じていると思っているのですか？」、「もしこれがあなただったらどう感じますか？」などである。しかし、あなたは何を感じるのが望ましいかを患者に言いたいのではなく、ただ患者の言葉に耳を傾けたいと自覚しているはずである。特に患者のことをよく知らない場合には、この応答は無難な選択肢である。

(4)ここでの共感的な応答は、この知らせを受け入れることがいかに困難であるかを、信じられないという気持ちとして認めている。この信じられないという気持ちは、患者が元気であるという気持ちと、深刻である病気の本質との間の不一致により生じるものである。この応答はきわめて単純に思われるし、実際そうなのである。しかし、この応答の重要な特徴は、信じられないという表現には応えていないということである。言い換えれば、患者の言葉にではなく、患者の気持ちに応えているのである。

2. ショック (shock)

一般的な言葉として使われる"ショック"である、低血圧性循環不全を意味する医学用語とは異なり、理解するのに困難を伴わない行動の様式である。しかし、ショックへの応答の方法やショックを受けている患者への援助方法は非

第 5 章　患者の反応

常に難しい。

　ショックは情緒的に圧倒されたり過度に負担を受けることにより、機能を果したり、特に意思決定したりすることに支障をきたしている行動を特徴としている。ショックを受けている人は、自分が何をしているのかがわからない。ショックを受けている人は、決定を下すことが難しい。ロボットのように振る舞ったり、単純な行動をとることもかなり難しいかもしれない。Costa-Gravras の最近の映画「Missing」に良い例がある。Jack Lemmon 演じる父親が、息子が殺されているのを発見する。そして、建物から出ようとする時、彼は階段の降り方がわからなくなる。ショックにより、簡単な意思決定力を喪失しており、これはほぼ正確に描写している。ショックは悪い知らせだけでなく、恐怖、怒り、悲しみなどの多くの感情によって引き起こされる。ショックは感情そのものとしてではなく、患者が対処できない感情の程度や強さを示す行動として考えることは有益である。ショックの場合、正常に行動してはいても、その負担は患者には耐え難いものである。したがってショックは独立した感情というよりは、むしろ感情の強さや深さの指標である。

1) 精神活動の鈍化

　ショックの特徴がより極端にならない限り、情緒的負担が精神過程や思考へ及ぼす影響はあるが、一般的にさほど大きくはない。情緒的危機や重圧を経験している患者と家族は、明晰に考えたり、迅速に決断したり、物事を記憶したりする能力が鈍るかもしれない。これらの症状は普通であり、医療従事者は特に何も言及しないかもしれない。しかし、多くの患者は明らかに集中力を失っていることに戸惑い、新たな精神的問題があるのではないかと疑うかもしれない。この精神活動の鈍化は普通であることを指摘するだけで、患者をかなり安心させることになる。

2) ショックの特徴

　面談の時や、例えばがんの再発など病気の過程の中で特に衝撃的な場合、ショックの症状として非常に劇的で派手な振る舞いをする患者が時にいる。ある女性は大きな声で何度も「とんでもない！」と言いながら、部屋中を行ったり来たりしたことがあった。別の患者は、ひざまずいて「神様、こんなことは決して起こさないでください！」と大きな声で叫んだこともあった。いずれの場

合も次の例で示すように、患者に数分間、感情を思う存分表現してもらった後に共感的な応答により対応することができた。ただし、部屋中を動き回っていた患者には、動いている間は話ができないため、数分後に座るように頼まなければならなかった。

　最も多くみられるショックの症状は、おそらく沈黙であろう。患者は話したり、あなたの言っていることに応答したりすることが、まさにできないのである。次の例においていくつかの選択肢を考えてみる。

●シナリオ

　間欠的に神経症状を示す若い女性が、たった今、多発性硬化症であると言われたところである。患者は何も言わず、黙って座っている。そこであなたの応答には次のようなものがある。

閉じられた質問
「あなたのために理学療法を準備いたしましょうか？」(1)

敵意のある応答
「何か言いたいことはないのですか？」(2)

開かれた質問
「今、どんなことを考えていますか？」(3)

共感的な応答
「このことはあなたにとって非常につらいことですね。」(4)

その他の選択肢
　患者が再び話をするまで、何も言わないことを選択することもできる。(5)

(1)この閉じられた質問は、以前に述べたことを示すものである。苦痛を伴う事を避けるために、医療従事者はこの閉じられた質問を使用することができる。悪い知らせを受けた後に、何も言わない患者は、何も考えられないというわけではない。この沈黙を実際的な質問で埋めることで、患者があまりの苦痛のた

めに話せないでいる感情に触れることを避けたいと医師は願っている。この質問や他のいかなる閉じられた質問は、本質的には何も悪いことはないということに気づく必要がある。ここで問題なことは、患者側からみれば重要であり、苦痛な事柄を避けるために、閉じられた質問を利用していることである。

(2)医療従事者はそう思ってはいないかもしれないが、何も言わない患者に対しイライラしがちである。沈黙にどう応答すれば良いかを示されていないと、次に何をすれば良いかがわからないので、苛立つのかもしれない。沈黙を終わらせる最も良い方法は、沈黙の原因となった感情に焦点をあてることであると理解できれば、敵意を感じることは少なくなるであろう。

(3)この開かれた質問は、重大な沈黙に対する"教科書的"な精神療法的応答である。このように応答することで、あなたは次に来るであろう患者の言葉に耳を傾ける準備があるのを示すことになる。それはもちろん、その答えを知っておかなくてはならないことを意味するのではなく、単に質問に耳を傾けることができることを意味しているに過ぎない。

(4)この共感的な応答により、悪い知らせに圧倒されたように感じても差し支えはなく、そのように感じることは予期せぬことではなく、"異常"なことでもないことを患者に伝えることになる。患者が呆然として沈黙している場合、個人的にはこの応答が非常に有益であると思っている。

(5)身体的言語や非言語的な合図により、傾聴する意思を示す思いやりのある沈黙のおかげで、患者は心の奥底にある心配事を表出できるかもしれない（第3章を参照）。

3. 否認 (denial)

症例

　ある循環器内科医が胸部中央部に押しつぶすような痛みを経験し、それは休息しても治まらなかった。たまたま自宅に心電図計があり、同じく医師である息子に心電図をとらせたところ、心筋梗塞であることがわかった。

> その循環器内科医は非常に動転し、「心筋梗塞のはずがない。今日の午後、委員会の会議で議長をしなくてはならない」と言った。

　否認の本質は、悪い知らせを受け入れることへの拒絶である。それは、「悪い知らせは真実ではない」、あるいは「間違いである」という患者の偽らざる願いを表現している。別の同僚の医師の場合、診断に関わった病理医の自宅に二度電話をし、自分の標本のラベルが間違っていて前立腺がんではないのではないのかと確認しようとしたという。この医師は「間違いがあるに違いない」と完全に確信し、その気持ちが薄れることは数週間なかったと言っていた。このような気持ちは、病気に関する悪い知らせを受けた人に特有なものではなく、試験に失敗したことのある多くの者が経験することなのである！

　この医師の場合、否認は患者の知覚のあらゆるレベルに影響を与えていた。診断時、患者の心には前立腺がんかもしれないという考えが入り込む余地はなかった。そして否認は、あらゆる方向に及んでいた。多くの患者では、否認は全てのレベルに及ぶわけではない。患者は明らかにコミュニケーションのレベルでは否認していても、「悪い知らせが正しいかもしれない」という強い潜在的な疑いや恐れがすでに存在するものである。この場合、"否認"と"信じられないという気持ち"とが、互いに影を落としているのである。「もし私の病気ががんならば、言わないでください」といった卵巣がんの女性患者がこれに相当する（第4章を参照）。後から患者は「ええ、私はとにかくがんであるということはわかっていました」と述べた。このことは、最初の否認が全てのレベルに及んでいたわけではなく、意識下のレベルでは明らかに診断を受け入れていたことを示している。

　否認は、感情を伴わない"関連のない行動"で表現されることもある。このような行動によって、人は悪い知らせを遮断することがある。次に示すのは同僚から聞いた実例である。

　土曜日の朝、ある男性が玄関先で警察官に応対した。その警察官は、その男性の妻が自動車事故によって今しがた亡くなったことを伝えた。その人はその知らせに対して、目に見える反応を何も示すことなく、一生懸命に家のペンキ塗りを続けた。数時間後、義理の息子がやって来た時も、その人は熱心にペン

キ塗りをしており、来客を無視して、ペンキ塗りが中断されることを拒んでいた。しかし、ついにはどっと泣きだし、自分の妻の事故死の知らせについて話し始めた。

　これほど明らかに関連のない行動を見ることはないかもしれない。これほど強烈ではないにしても、同じような反応は稀ではない。例えば妻と一緒に座っている夫に、医師が最新の骨シンチの結果の説明をしようとしていた。突然その夫は、雑誌のページを読むわけでもなくめくり始め、直接の問いかけにも顔を上げようとしなかった。また、別の患者では、感情が高ぶった時、突然自分のネックレスに見入ってしまうなどが、そうである。否認の明らかな徴候とは別に、患者から他の手がかりを見つけることがある。例えばある患者は、現実的ではないと思われるような長期的計画（長期間の大学のコースの受講や長期間の投資など）について話し始めるかもしれない。次に示すアプローチは、患者の否認が明らかなものであっても（「あなたは間違っている」）、捉えにくいものであっても（「私は博士課程にいくつもりです」）、有効であろう。

　それでは、否認を表す行動の中心的要素は何であろうか？　そして、患者がこのような行動を克服できるようにするには、どのように患者を援助したら良いであろうか？　否認の中心的要素は、潜在的な防衛機制である。これは患者の自我を守り、悪い知らせを遮断し、患者の将来の展望にダメージを与えないように機能している。したがって、否認への応答の仕方は、まず、否認の防衛的な本質を尊重することである。そして、否認を圧倒的な脅威に対する普通の反応であると理解することである。さらに、患者が悪い知らせに正面から対処するために心理的に準備が整うまでは、悪い知らせを否認できる自由を与えることである。

　ここで、診断時の否認に応答する際の選択肢を示すことにする。

●シナリオ

　軽い咳と胸痛のある患者に、気管支鏡の検査を行ったところである。生検の結果、肺がんと判明した。患者は診断名を知りたいというので、あなたは話をすることになった。

患者の言葉

「先生たちは間違っている！」(＊)

閉じられた質問
「私達が間違っていると思っているのですか？」(1)

敵意のある応答
「間違っていません！」(2)

開かれた質問
「どうして間違いだと思うんですか？」(3)

共感的な応答
「思いがけないことを受け入れるのは、大変難しいことだと思います」(4)

(＊)この患者の反応は、「しかし、私はマラソンをしているんですよ」と言った前述の患者にみられるような"信じられないという気持ち"を表しているのではなく、"否認"を表しているということに気づくことが重要である。この場合、あなたがうまく対処できる余地は残っていないのである。患者は自分が肺がんであることを信じられないとはっきりと言っているのではなく、「あなたが間違っているのであって自分にはがんがない」と言っているのである。このような患者の反応によって、あなた自身が防衛的に反応してしまうことになりやすいものである。

(1)この閉じられた質問は、対立を助長させる第一歩となる。あなたは医療従事者として専門家であり、相手は患者である。もちろん、あなたはその人に肺がんがあることを理論的に証明することができる。しかし、患者の反応は、理論的ではないということだけではない。これは患者の情緒的な動揺の表れである。したがって、患者の反応に理論的に応答し、患者の感情を無視することは、患者との間に溝をつくってしまうことになる。

(2)この敵意のある応答は、医療従事者なら誰もがしばしば言いたくなる誘惑に駆られるものである。もちろん、これは真実であり、このような診断の間違

第5章　患者の反応　121

いは非常に稀である。しかし、患者にとって診断名をそのまま信じることは困難である。あなたはこの患者の反応に対応しなければならない。患者に自分は間違っておらず、病名は真実であることを気づかせようとすることは、患者の主要な感情を無視することであり、患者との関係が悪化する原因となる。

(3)この開かれた質問は、閉じられた質問や敵意のある応答と比較して、より良い応答である。患者によっては、「私はそれを信じることはとてもできません。こんなに気分がいいんですから」と述べて、患者の否認がより明確になる可能性がある。そして、あなたが援助者に適していると患者は見なすようになるかもしれない。しかし、そのような展開にならない場合もある。例えば、患者がさまざまな理由をつけて、診断が間違っていると試みることがある。このようになった場合、事態を悪化させたわけではないが、患者の感情に対応できるように事態を進展させたとは言えない。したがって、この開かれた質問は必ずしも害を与えるようには見えないが、非常に良い応答であるとも言えないであろう。

(4)この共感的な応答によって、次の3つの重要な目的を達成することになる。第一に、患者にとってそれがいかに困難であるかということを、あなたが理解していることを伝えることになる（「大変難しい」）。第二に、患者がそれほど具合が悪くないので、その知らせを受け入れるのが困難であるということを認める（「思いがけないことを」）。第三に、患者の反応の根源にある感情を直接言及することにより、医学的な間違いの問題を回避することになる。たとえ患者が引き続きあなたが間違っていると主張しても、診断名を受け入れることが困難であることを、あなたが理解していると既に伝えている。このことを伝えたうえで、組織の検査を見直すことを提案しても良いかもしれない。それは困難な知らせの受け入れを助けるための手段としてであって、医師たちは絶対間違えないということを証明するための防衛的、あるいは攻撃的手段としてではない。また、この診断に納得するには時間がかかるので、もう一度来院する必要があることを強調しても良いかもしれない。

否認は、悪い知らせに対する患者の初期の反応の一部として、診断時にしばしば見られる。しかし、否認はときに遷延化することもある。患者の状態が

徐々に悪化していくことが明らかであるにも関わらず、一定期間にわたって否認が続くこともある。物事を積極的に受け止める態度が、重篤な病気の経過に良い影響を与えると広く信じられている。そのため、否認の反応は、最近ではより一般的な現象となっている。例えば病気が悪化した際に、何をすべきかの計画を立てることなどの"否定的な考え"は病気を悪化させると信じてしまうという、有害な副作用が存在する。このような信念には、否定的な考えを締め出すことが、良好な健康を維持できるという希望が伴っており、この希望が否認という殻を維持させるように患者や家族を駆り立てている。このように遅延あるいは遷延した否認は、患者を孤立させ対応を困難にさせる。

> **症例**
>
> 　35歳の女性患者が、重症の状態でトロントにある私達の病院に来た。患者は1年前に子宮がんと診断され、放射線治療を受けていた。その後再発し、従来の化学療法をわずか2コース受けただけで、代替療法を求めて他のところへ移ってしまった。患者はある代替療法を6カ月間受けた後、メキシコへ飛んだ。この頃までには患者の病状は非常に悪化しており、メキシコの病院では治療を拒否した。患者はトロントへ戻り、たまたま空港の近くにあった私達の病院に来たのであった。患者は非常に痩せており、下肢から腹部の中央まで浮腫があり、腎不全を合併していた。残り3～4週間の命と考えられていた。患者に「病気をどのように思っていますか」と尋ねた。すると「今までの人たちは皆、へまをしてしまった。あなたは治してくれますよね」と答えた。「もし仮に治すことが可能でなければ、あなたはどうしたいかを考えたことがありますか？」と尋ねた。すると患者とその夫は、「そのようなことは一度も考えたことがない」と返答し、患者は泣き出した。

●第一印象
　患者は状況を現実とは非常にかけ離れたものとして認識しており、患者は否認によって明らかに苦悩していた。患者の否認に直接向き合って、「いいですか。あなたは自分の病気について現実的にならなければなりません。この病気であなたは間もなく死んでしまうことになります。私達はそれを止めることは

できないのです」と言いたい誘惑に駆られていた。

●再　考
　患者に治療の効果がない可能性を示すことは重要であった。治療の効果がないとわかった時に患者と夫がどうしたいかを念頭に置いて、医療チームは患者のためにできることをするという点で合意していた。患者は今後の事については話したくないということが明白になり、特定のテーマについては話し合わないということで一致した。同時に、患者は"治療"や"病気を治すこと"について話さなくなった。病気の見通しについて話をしない限り、患者は最初に病院に来た時よりも満足していた。そして死に至るまで、病棟のスタッフや家族と共に他のテーマについては何でも話を続けることができた。

　この患者の場合、否認は実際、過度の希望の表れであった。希望の要素として、いかなる状況にあってもその日をやり終えることができるという側面がある。一方、過度の希望として表現される否認は、副作用となり得る。Cassellはさまざまな種類の希望を分析した結果、このことを明白に述べており[55]、おそらく、否認の下位分類の代表的な一つと考えられる"絞首刑執行人の希望"と呼んでいるものである。Cassellは患者の動機について分析しており、次のようなたとえを用いている。

　今朝、飛行機に間に合わせるために、気がつくと走っていた。飛行機の離陸予定のまさにその時間に、中央ホールをゲートに向かって走っていた。しかし、私は飛行機に間に合うのを希望して走り続けた。この希望は理にかなったものであろうか？飛行機の離陸時間は時として遅れることがあり、この時は実際遅れて私は間に合った。しかし、もし離陸時間の4時間後にゲートに向かって走っていたら、それは理にかなったことであろうか？あるいは24時間後であったら？
　さらに私の航空券は交換できるものであった。また、他の飛行機の時刻表もポケットに入れていた。しかし、もし交換できない航空券であり、別の飛行機に乗ることを全く考えもしなかったら、どうであろうか？
　確かに、希望の中であるものは実現可能であり、あるものはそうではない。もし代わりの計画と予定があり、走ることで大きな代償を支払うことにならな

いのであれば、試しに走ってみることで失うものは何もないことになる。しかし、もし計画の全てがその飛行機に間に合うことを前提としていて、しかもすでに遅れすぎているのであれば、あなたの希望は違ったものになる。これを"絞首刑執行人の希望"と私は呼ぶ。つまりこの希望は、囚人が縄で吊された時、その縄が切れることを期待するものである。これは、脅威に直面している人を援助する方法にはなり得ない。

これまで論じてきたように、悪い知らせを聞いた初期の段階での否認は正常な反応であり、目の前の知らせを小さく分割して受け入れるようにできるのに有益な方法となり得る。この場合、そうでもしなければ、患者は圧倒されてしまうことになる。遷延あるいは遅延した否認は、前述の泣き出した患者のように、苦悩を増大させることになる。この場合、十分に話し合い、注意して対応する必要がある。

4. 置き換え (displacement)

悪い知らせに対する患者の反応の中で、比較的普通にみられるが、現在、使用されている言葉では十分に満足のいく説明ができない反応がある。患者は病気に罹ったことで生じる感情や感情エネルギーを、ある行動や活動へ"転換"することがある。この行動は、すなわち適応的であり、患者が病気に対処するのに有益な場合もあるし、そうでない場合もある。その重要な特徴は、行動が悪い知らせに由来する感情やエネルギーを解放させることである。"置き換え"という言葉には、多くの意味がある。フロイト心理学において"置き換え"とは、自分の感情をその根源から離れたり、異なったりする人物や対象に再集中させる行動をいう。しかし、一般的な使い方としては、患者が悪い知らせを聞いた後に自分の感情を転換する方法をいう。

|症|例|

40歳の女性の患者とその夫は、卵巣がんが再発したことを聞いた。するとすぐに二人は、その病気に関して非常に熱心に調べ始め、数多くの最近の文献を読み、国中の主要な専門家である数名の医師に電話をかけた。このような行動により、二人は気持ちがより落ち着き、悪い知らせに対処するためにより準備できたと思った。二人は自分たちの質問がより的確にな

り、意思決定の方法や参加がより情報に基づいたものになったと感じた。

1) 置き換えの価値を評価する

　患者の置き換えの行動を批判したり、中傷したりして見ることがないようにする。置き換えは、しばしば患者の対処機制の主要な一部となり得る。患者がとっている行動は、患者の病気への対処を援助するうえで非常に価値のあることになることがある。それは病気に対する象徴や比喩となったり、患者の感情や葛藤を解決することになったりするかもしれない。置き換えは患者自身だけでなく、患者の友人、家族、ひいては社会にも役立ち、長く続く価値のあるものを提供することにもなり得る。

　置き換えの行動の価値の評価基準は、悪い知らせへの反応と同様に、それが適応的であるのか否かということである。そして適応的でなければ、介入することで物事は改善できるのか否かということである。したがって、患者の苦悩を軽減する置き換えは、たとえどのような性質のものであっても、強化するのが望ましいであろう。一方、患者の苦悩を増大させる置き換えは、患者とあなたの話し合いのテーマとして取り上げていくのがよい。

2) 置き換えの感情的な意味

　行動には感情的な意味が伴うことに注目することは重要である。患者は1つあるいはそれ以上の感情を表しながら行動しており、その感情には情熱、怒り、不満、悲しみ、否認などがある。否認のところで述べたが、妻の事故死の知らせを聞いた後、熱心に家のペンキ塗りをしていた男性の場合と置き換えとは全く異なる。あの状況で男性は悪い知らせを遮断し、それによってもたらされる全ての感情を表現しないようにするため、ペンキ塗りをするという行動をとっていた。置き換えは悪い知らせによってもたらされた感情を表現しながら、患者は例えば家事や趣味とは全く異なる、医学雑誌を読んだり、毎日の出来事を日記につけたりする行動をとることである。置き換えはあらゆる形態や規模の行動をとり、医学的な悪い知らせに関連していることもあれば、関連していないこともある。

　悪い知らせに関連した置き換えは、とてもよく見られる。その行動は、病気に関する情報を収集したり、日記や本といった形で毎日の医学的な出来事を記

録したり、食事やライフスタイルを根本的に変えたりすることなどである。これらの行動が適応的であっても、そうでなくても、患者が新しい医学的状況に順応するのに役立つかどうかが肝心となる。

　また、置き換えの行動が、それを引き起こした原因に関連していないこともよく見られる。日常生活において、私達はこのようなことをよく経験するであろう。例えば、口論の最中に腹を立てたまま食器を洗ったり、良くないことやがっかりすることを聞いた後で外へ出て、いつもより一生懸命に芝を刈ったりする。置き換えによる活動は、患者にとって日常的であったり、非日常的であったりする。例えば、スポーツや趣味に新たに興味を持ったり、ずっと忘れていた昔の興味や計画をもう一度始めたりする。悪い知らせを聞いた結果として、その活動が始められ、悪い知らせによって生じた感情を解放する活動としてなされるのであれば、その活動は何であれ、患者にとって置き換えの機能を果たしていると言える。状況によっては、鬱積した感情を解消するのに役立つことがある。

　時には置き換え自体が、患者にとって目標や強迫観念になったり、人生を探求することになったりすることがある。患者にとって目標や目的を探求するには他の方法があり、次に検討することにする。

5. 探求 (quest)

　悪い知らせを聞いた後、患者の生活の中での主要かつ中心的な位置を占めるようになる計画がみられることがある。そして患者の活動は、探求という様相を呈してくる。患者が病気になる以前と比較して、その活動の規模、範囲や性質がより非日常的な計画となるものを"探求"とする。この探求は、①置き換えとして適応的あるいは不適応的な行動、②過去に抱いていた念願を達成すること、③否認の表現様式、のいずれからも生じると思われる。

1) 置き換えとしての行動
(1)適応的な置き換え：本当に有益な計画
　患者は医学的な悪い知らせに対する反応として、患者自身や地域・社会全体にとって永続する価値のあるものを創造することがある。その計画とは研究活動であったり、芸術的な創造活動であったり、教育であったりするかもしれな

い。本当に有益な計画の重要な徴候は、適応的な反応であるということである。つまり、患者は強迫されたり、苦悩したりすることはあまりなく、その状況により良く直面できるようになる。患者は医学的状況を否認したり、回避したりせず、患者自ら援助することになる。医療従事者のケアの意思決定において、患者自身が参加することが多くなる。これらの徴候がみられる場合、患者の計画の価値をさらに強化したり、その活動の適応的な役割を強調するのがよい。古い格言に次のようなものがある。

■基本原則−25

人生でレモンが手渡されると、レモネードの作り方を学ぶ患者がいる。

(2) 不適応的な置き換え

　一方、患者が他のすべての活動に取って代わり、苦悩を大きくするような計画に専心することがある。「New England Journal of Medicine」という医学雑誌の編集長であったFranz J. Ingelfinger博士の話は有名であり、しばしば引用される。Ingelfinger博士が食道がんになった時に、100におよぶ文献を調べ、最善の治療法に関しての数十名の専門家に意見を求めた。友人の1人が「あなたに必要なのは医者である」と言われるまでは、Ingelfinger博士の苦悩はますます深まるばかりであった[56]。

　この話の中心となる点は、患者は参加することによって自らを助けることになる場合があるが、医師と同じ役割を果たすことによってではないということである。Ingelfinger博士の苦悩は、不適応的な反応の徴候であった。つまり、Ingelfinger博士は治療の責任を別の人物、すなわちその医師にまかせても良いと明言してくれる人を必要としていた。患者が意思決定に参加することは望ましいし、すべきである。しかし、患者が医師から完全に引き継いでしまうことは、上述のような苦悩を引き起こすことになる。ここで、このような状況における選択肢を示すことにする。選択肢の中には、患者が意思決定に関わることを狭めたり、損ねたりすることなく、対応できる可能性がある。

●シナリオ

　　患者は新たに潰瘍性大腸炎と診断される。そして患者は、「私はあらゆ

るものを読んで勉強しました。これが、あなたにしていただきたいことです」と言う。そこであなたの応答には次のようなものがある。

閉じられた質問
「私がこの病気についてよく知らないと思っているのですか？」(1)

敵意のある応答
「私がこの病気についてよく知らないと**あなた**は思っているのですか？」(2)

開かれた質問
「あなたが最も心配していることを話してくれませんか？」(3)

共感的な応答
「この病気は、あなたにはとても心配なことだと思います。多くのことを知らなくてはならないし、選択肢も多くあるようです」(4)

(1)非常に穏やかに尋ねられるかもしれないが、この閉じられた質問により、会話はまっすぐに医師の能力に関する領域に及ぶことになる。この応答は質問の形をとっているが、「この病気についてより多く知っているのは私ですか？それともあなたですか？」という患者からの挑戦であると理解した時の応答である。このように応答すると、会話の焦点は患者や患者の動機から医学的事実へ移ってしまうことになる。そうなってしまうと、会話を患者の感情の方に再び戻すことは一層困難になるであろう。

(2)閉じられた質問と同じような言い方をしても、伝わる感情が異なる場合がある。これがその例である。ここでは、同じような言い方をしているにもかかわらず、非常に攻撃的な感情が伝わってくる。この感情は、医師の能力という非常に繊細な領域に対する挑戦に防衛的に反応しているものである。上述の閉じられた質問の場合と同様に、これは患者の反応の内容に明らかに反応しているのであって、患者の反応の動機を無視していることになる。

(3)一般的に開かれた質問は、きわめて無難な選択肢である。このように言わ

れるまで、大部分の患者は何がそのように駆り立てているかについて、必ずしも気がついていないものである。そして、この開かれた質問に対して、「そうですね。私にとって本当に気になることは、Wisconsin研究における有効率です」などのようになるかもしれない。この場合、患者に何の害も与えてはいないが、何の前進もみられていないのである。時には患者は心を開いて、その活動の背後にある動機を明らかにしてくれることがある。

(4)この共感的な応答は、患者が困惑しても当然であることを認めるものである。同時に患者は患者であって、専門家ではないことを示している。

2) 念願の達成

時に患者が探求しようとしていることが、病気に関係なく、病気になる前から、長年心に抱いていた念願であることがある。その念願が長年続いているものであれば、それを達成するために実行可能な方法があるかどうかについて、患者に考えてもらうようにするとよい。ここで手がかりとなるのは、念願が病気になる前からのものであるということである。この場合、探求は病気の反応としてではなく、その人自身として病気以前から首尾一貫したものである。

3) 否認

否認から生じる探求は、計画が達成されるためには、概して予後を誤解していると思われる場合に認められる。言い換えれば、患者は計画の中、「先生達は間違っているに違いありません。この計画を完成させて、それを証明してみせます」という言い方を患者は医師にすることがある。

> **症例**
> 35歳の男性の患者が、一度も会ったことのない医師に電話をかけてきた。患者は医師に運動ニューロン疾患（進行性筋ジストロフィー）と診断を受けたばかりで、あと3年の命であると言われていた。患者は死ぬまでに、運動ニューロン疾患の治療法開発のための大規模な基金によるプロジェクトに、多くの医師と他の患者に参加するよう呼び掛けたかったのであった（続く）。

否認によって生じる探求は、この患者のように大がかりで、野心的なものであることがある。あるいは、「3年間の博士課程にいく」、「ビジネスに長期的に投資をする」など、非常に個人的なものであることもある。しばしば患者は、家族や医療従事者に対して挑戦するかのように計画を示すことがある。患者は、「あなたは私が長生きできないと言いましたが、私は長生きしますよ。もし私にその考えを諦めろと言うんでしたら、あなたはなんと残酷な方なんでしょう。きっとあなたは自分が間違っていたと思うことになりますよ」と言うことがある。

　全ての否認と同様、否認によって生じる探求は、後に患者が現状を受け入れるのであれば、役に立つことがある。病気が進むにつれて、探求の性質やそこから得られるものは、多くの患者において変わっていくのである。上述の運動ニューロン疾患の患者もそうであった。

症例（続き）

　病気の進行と共に、患者は初めは辛くなったり、怒ったりしていたが、後に手を引くようになった。しかし、それまで患者が基金設立のために努力したことにより、あらゆる形で患者を支援する幅広い人々と出会うことになった。患者はもうこれ以上運動ニューロン疾患の治療法開発のための基金活動を続けることはできないと悟った時、患者の役割は変わった。そのグループにおいて非常に活動的なメンバーであることをやめ、援助を受けることにしたのであった。患者の基金設立に携わってきた人たちは、新たに支援グループを結成し、活動することとなった。これにより、参加者全員はより価値があると感じた。

　おそらく患者の探求に応答するのに最も重要なことは、一歩下がることであろう。

■基本原則－26

　探求が認められる場合、探求のために患者が何をしているかを見るのではなく、患者のために探求が何をしているかを見るようにしなさい。

6. 恐怖と不安 (fear and anxiety)

　病気に対して恐怖を感じることは当然である。実際、患者が深刻な知らせを聞いた時に恐怖を全く示さなかったら、「自分の言ったことを患者は理解したのだろうか？」と疑う方がよい。もちろん、いかなる医学的に不運な状況に対しても、全くの平静を保つ患者も稀にはいる。しかし、多くの場合、ある程度の恐怖は見られるものである。したがって、恐怖を感じている様子が全く見られなかった場合には、注意が必要である。

1) 恐怖と不安との比較
　病気に対して恐怖を感じることは当然であり、このことに関しては異論はない。しかし、その感情を記述する用語においては、かなり混乱がある。最も混乱している言葉として"恐怖"と"不安"がある。この二つにおいて、感情の何らかの違いがあるのであろうか？もし違いがあるのであれば、その違いは何であり、それは重要であろうか？恐怖または不安のある患者への援助方法を検討する前に、できる限り用語の混乱がなくなるようにすることは重要である。以下に示すように、恐怖と不安には違いがあり、これらに伴う感情への援助方法の意味あいは多少異なる。

(1) 用語の混乱
　日常生活の大部分において"恐怖"と"不安"を言い換えられるように使用していることが問題である。両方の言葉は恐れや心配のある感情状態を表しており、頻呼吸、頻拍、血圧上昇、口渇や胃部不快などの交感神経系の活動性亢進による様々な身体的徴候が見られる。しかし、日常生活において実際は"恐怖"を感じていても、この言葉を使いたくない時に、婉曲的な言い方として"不安"を用いることがよくある。例えば、政治家が討論の結果について"不安"を公に表明することはあっても、"恐怖"の感情を表明することはない。"不安"という言葉は一般的に受け入れられやすいが、"恐怖"はそうではない。なぜなら"不安"という言葉の方が、はるかに冷静で的確な響きを持っているからである。一方、ホラー映画を見た後の友達との会話などでは、"恐怖"という言葉を使っても問題はなく、"不安"という言葉は使わないものである。「昨夜、『エルム街の悪夢』という映画を見て、とても不安をかきたてられたよ」と誰かが言っていたらどうであろう。きっと、その人を心理学者か、あるいは

わざとそう聞こえるようにしていると疑うであろう。
(2) 恐怖と不安の違い

　恐怖と不安の2つの言葉は、日頃よく言い換えて使用しているが、両者には主に2つの違いがあるようである。第一に、恐怖は対象がより明確であり、特定の物、出来事、考えによって引き起こされる。これに対して、不安はより漠然としたものであり、特定の物や考えなどの対象は存在せず、時には誘因が全く存在しないこともある。

　特定の対象が存在するか否かの違いに加えて第二に、恐怖は通常、急性のものであり、対象が出現すると急速に生じ、対象が除去されると速やかに消失する。これに対して、不安はより慢性的なものである。たとえ不安が急性に生じた場合でも、また、不安を引き起こした対象が除去されても、不安が消失するのには時間がかかるものである。恐怖と不安の間には明らかに灰色の領域が存在し、境界線を引いても、ある程度は主観的にならざるを得ないが、このことは恐怖と不安を考えるうえで役立つ[57]。万全を期すため、類義語の定義も追加しておく。恐怖症とは、状況に対して不釣合いな恐れであり、説明困難であり、自己の意志によって抑えることができず、結局は恐れの対象となる状況を回避することになる。パニックとは、急性の恐れに対して急激に感情が高まる状態であり、身体症状を伴う。その間、首尾一貫した思考や意思決定がきわめて困難になる。つまり、パニック状態の特徴は、妥当な意思決定ができず、感情が合理的な能力を障害している状態である。

2) 恐れの状態への実践的なアプローチ

　恐れの状態を定義したり分類したりすることよりも、それを軽減する実践的なアプローチについて検討することの方がより重要である。患者の恐怖や不安に対応する際に最も大切なことは、その感情を引き起こしている特定の対象を見いだすことである。そのうえで、①情報提供、②精神的援助、③薬物治療、④これらの組み合わせ、の適切な援助を行うことが可能となる。恐れの状態へのアプローチとして、具体的かつ有用な4段階を以下に示す。第一に、恐怖、不安、恐怖症あるいはパニックの原因や根源を見つけることである。第二に、患者の気持ちを受け入れることである。最初の段階では、患者の感情の程度が適切であるか否かを判断しないようにする。第三に、最も関係のある情報を提供する。第四に、反応を見るようにする。情報提供によって患者の感情が和ら

ぐようであれば、それを続けるようにする。もしそうでなければ、共感することによって患者を援助する。また、患者の状態が深刻でそれが続くようであれば、心理療法士や精神科医に相談する。

次にこれらの段階を、さらに詳しく見ていくことにする。

第1段階：原因を見つける

恐怖や不安を感じている患者に対して、患者の気持ちを十分に傾聴できるようになるまでは何もしてはならない。それから、その原因を見つけるようにすることである。それを行わずに、患者を安心させようとしても効果はなく、患者の恐怖や不安を和らげることもできないであろう。

第2段階：患者の感情に気づき、受け止める

すでに述べたように、これは共感的な応答の2番目の要素である。患者の感情に気づき、受け止めるだけで多少問題が解決される場合もある。次にきわめて特異的な恐怖を感じた患者の例を挙げる。

●シナリオ

不安定狭心症のある患者に、動脈硬化の広がりを調べるために冠動脈造影を受けるよう勧めたところである。患者は、「いやです。血管造影を受けることはできません。私のテニスのパートナーは2年前、血管造影中に亡くなったんです」と言う（注：血管造影中の死亡率は平均して0.5％以下である）。そこで、あなたの応答としては、次のようなものがある。

閉じられた質問
「自分にそのようなことが起きると思うのですか？」(1)

敵意のある応答
「いやー、驚きました。この検査法の死亡率は0.5％以下なんですよ！」

開かれた質問
「このことで最も心配なことは何ですか？」(3)

共感的な応答

「その出来事はあなたにとって大変つらいことだったのですね。あなたも同じようになるのではないかと思っているのですか？」(4)

(1)この閉じられた質問は間違ってはいないし、患者の感情を和らげるのに適当な方法である。また、この質問の目的は、「冠動脈造影の死亡率を知っていますか？」といった医師の知識の優位性を示すものではない。これはあくまで、過去の経験と患者の現状の理解との関連性を引き出す方法である（第3章を参照）。

(2)この敵意のある応答は、臨床の現場では稀ではない。医療従事者であれば、死亡率0.5％が非常に低いことを知っている。その検査は、患者200人中199人に問題がないのである。しかし、事実として正しくても、患者のテニスのパートナーが、予想外に死亡したという過去の経験に基づく患者の恐怖を無視してはいけない。たとえこの応答が患者を何とか安心させようという意図で言われても、患者は安心しないであろう。まず患者を安心させるためには、患者の感情に気づき、受け止めることが必要である。この応答は、患者の感情を全く無視しているのである。

(3)この開かれた質問は、患者に自らの感情を話すことを促すことになる。この例では、閉じられた質問の場合でも同様である。

(4)この例においては、この共感的な応答は開かれた質問よりも効果的である。ここでは患者の恐怖を認め、過去の出来事によって恐怖心を抱くことは当然であり、異常ではないことを伝えている。この患者を単に安心させているだけではないことに気づくことは重要である。実際、患者を単に安心させる方法は存在しないし、恐怖を和らげることにもならない。冠動脈造影の死亡率である0.5％は、依然、変わらないし、この患者が200人中のその1人になるかどうかは誰にもわからないのである。患者の言葉に耳を傾け、患者が感じていることを認めることができたなら、恐怖や不安へのアプローチの半分を理解したことになる。ただし、患者の立場に置かれた時に、同じ感情を感じるかどうかは別である。

患者の病気に対する恐怖や不安を理解しようとする時に、何らかの枠組みや分類があると非常に役立つものである。恐怖の最も多い原因は、おそらく知らないことが基本にあるであろう。しかし、恐怖の原因は一人一人異なり、現実の病気や患者が理解した病気の経過によってさまざまである。既に第2章において、死への恐怖も個人によっていかに多様であるかをみてきた。患者が表現する恐怖をより理解することができればできるほど、患者の感情をより受け止めたことを伝えやすくなることになる。

第3段階：情報を提供する

患者の感情を受け止めたことを伝え、感情の主な原因を見いだす段階まできたら、次にその状況に相応しいと考えられる情報を提供することが可能となる。当然、このことは、あなたの知識とチームにおけるあなたの役割によって決まる。

第4段階：反応を見る

患者が情報を得て多少安心し、恐怖や不安が和らぐのであれば、効果があったことになる。この場合、患者の要求や必要に応じて、さらに情報を提供するのがよい。患者があなたの言うことを理解しているにもかかわらず、情報を提供しても効果がみられない場合、同じ情報を繰り返すことを止めて、患者の恐怖や不安が落ちつくのを待つのがよい。つまり、それは情報の提供が効果的でない恐怖や不安であり、この場合は患者の気持ちに共感し続けるのがよい。もし患者の症状が強く、長く続くようであれば、精神科医や臨床心理士、他の専門家に援助を求める必要があるであろう。次に情報提供が効果的でない不安のある患者の例を示す。

●シナリオ

患者は若い卵巣がんの女性である。病気は、現在、寛解の状態となっている。しかし、今後5年以内に再発する可能性は85％である。そして、患者は、「何も手につかないんです。がんが再発するのではないかという思いが、いつも頭から離れないのです」と言う。そこで、あなたの応答としては、次のようなものがある。

閉じられた質問
「睡眠に問題はありますか？」(1)

敵意のある応答
「何を言っているのですか。あなたはとても健康なのですよ。心配するのをやめて、毎日を過ごしなさい」(2)

開かれた質問
「あなたにとって最も心配なことはどんなことですか？」(3)

共感的な応答
「いつも再発しないかを心配することは、つらいことですね」(4)

間違った保証
「私の言うことを聞いてください。いいですか、再発しません。心配する必要はありません」(5)

(1)たとえ不安や抑うつに関連する症状であっても、病歴を尋ねるような質問は話題を変えようとしていることになる。医師は、「状況はそれほど悪くはない」ことを患者に伝えようとしているのかもしれない。つまり、睡眠に特に支障がなければ、不安はそれほど深刻ではないと見なされている。しかし、このアプローチでは、成功しないものである。患者は自分が感じている不安に気づいてほしいのである。もし不安に気づいてもらえなければ、患者は援助してもらえないと思うであろう。もし不安に気づいてもらえれば、たとえ不安は解決しなくとも患者は医師を違って見るようになる。

(2)この敵意のある応答は、医師のいらだちが明らかに表現されている。患者は拒絶されたと感じるだけであり、問題はさらに悪化するだけである。

(3)この開かれた質問は、医師が患者の不安に気づき、受け止めたことを伝える前置きとなる。

(4)この共感的な応答によって、話題の中心が患者の感情に向けられる。これは患者の不安な状態を直ぐに改善するわけではないし、おそらく不可能であろう。しかし、不安について話し合うのが相応しいということを、二人で明確にしているのである。将来が不確実であることはつらいことであり、「このことについて、何か良い方法がないかを一緒に考えていきましょう」と言って、この医学的事実を強調するのがよいかもしれない。

(5)この応答は、患者の不安を和らげようとする意図で述べられているが危険である。間違った保証をして病気が再発した場合、患者はかなりのパニック状態になり、あなたへの信頼も失われるであろう。このシナリオでは、100のうち85の割合で再発することになっている。もし再発すれば、予想が間違っていたわけであり、もはや患者を援助することはできない。実際、患者はあなたに過度の保証を無意識に求めてくるかもしれない。しかし、可能な限り断固として過剰な保証を避け、できるだけ真実に基づいたことを伝えるのが大切である。長期間の信頼関係を維持するには、これ以外にはない。

3) 過度な保証の危険性

ここで最も注意が必要なのは、間違って保証することである。過度に保証をすることは、最も危険な選択である。なぜなら、時間が経つにつれて、あなたの保証が現実からかけ離れたものになっていくからである。ここでの問題は患者の不安が募れば募るほど、その苦痛を和らげたいというあなたの欲求が強くなり、過度の保証をしてしまう誘惑に駆られることである。次に著者の一人が経験した、悲惨な例としての別の患者を示す。

> 症例
>
> 患者は50代の男性で、慢性のギランバレー症候群のために数カ月間寝たきりの状態であった。神経学的な回復はほとんどみられていなかった。私達は病気の見通しを患者に伝えないことにしていた。ある病棟回診の時（私の上司の医師が不在であり、研修医である私が代わりに行っていた）、私は患者の下肢力がわずかに回復していることに気がついた。そして、以前にも同じ事があったが、患者はクリスマスまでに退院できるかどうかを私に尋ねてきた。直ぐに私は、「はい、できると思いますよ」と答えた。

私は患者にある程度の安心と励ましを与えたつもりだった。しかし、実際はたとえ間違っていても、良い知らせを聞きたいという患者の願望に屈していたのであった。結果は悲惨であった。患者は私の言葉にしがみつき、その後の回診の度に、「しかし、あの先生はクリスマスまでに退院できると言ったんですよ」と言い続けた。私の一言が原因で患者にもたらした衝撃と落胆を取り除くのには何週間もかかった。

■基本原則ー27

患者の不安が非常に強い場合に、過度の保証をすることで埋め合わせてはいけない。言い換えると、「患者に反応するのではなく、なすべき事を行いなさい」ということである。

最後に恐怖や不安のある患者に改善がみられない場合、他の人に尋ねるようにしなさい。自分の地位や経験に関わらず、患者に改善の兆しがみられなければ、外部から何らかの意見を求めなさい。

■基本原則ー28

状況が改善しなければ、何らかの援助を求めなさい。

7. 怒りと非難 (anger and blame)

敵意や激怒などの怒りは、悪い知らせを伝える面談においてよくみられる感情である。この感情はわずかな場合もあれば、明らかな場合もある。また、怒りの対象は一つの場合もあれば、複数の場合もある。多くの場合、医療従事者が主要な怒りの対象となる。このことは、患者の怒りを理解するうえで有益である。また、あなた自身が圧倒されたり、怒りを引き起こされたりすることなく、患者に応答できるような技術を考え出すのにも役立つ。

怒りの対象を分類することは価値がある（表3を参照）。特に怒りなどの感情に直面した場合、そのことをよく知っていれば、患者に対して落ちついて援

助的な対応をすることができる。例えば若くて健康的ないとこに対して（時にはあなたに対して）、患者が激しく怒っていることがある。このような憤慨が一般的であることを知っていれば、対応に苦慮することはより少なくなる。早い時期にそれを認識することで、共感的な言葉で応答することをより容易にする。その結果、患者と対立する可能性のある場合でも、患者を援助する役割をより多く果たすことができる。

さらに表3に挙げたように、怒りの対象が非常に多岐に渡っていることを理解すると、怒りを「常軌を逸している」とか「病的である」と見なすことは、より少なくなる。したがって、援助に役立たない評価的な応答をしたいと思う誘惑を抑えることになる

非難とは、特定の対象に限定された怒りと分類することができる。すなわち、非難は特定の人物や施設に対する怒りを意味し、医学的な状況によってその非難が適切であることも、そうでないこともある。

表3　患者の怒りの簡易な分類

Ⅰ. 抽象的な怒り（対象を限定しない）
 1. 病気
    症状、"死の宣告"、障害、自由の喪失
 2. セルフコントロールの喪失や無力であること
    ライフスタイルや今後のことを決められないこと、家族や医療チームへの依存
 3. 可能性の喪失
    達成する可能性の喪失、将来の希望の喪失、仕事・人間関係・家族における今後の抱負の喪失
 4. 自然の法則や偶然の成り行き
    偶然に起こる生物学的な出来事（患者の価値観による）、不公平感（「なぜ私が？」）

Ⅱ. 特定の対象に対する怒り
 1. 自己
    病気の原因が自分にあると思っている場合（妥当な場合とそうでない場合とがある）
    身体や生理学的な変化（身体の障害に対する憤慨）
    機会の喪失（特別な出来事や人間関係の後悔）
    自分の態度（プラス思考の態度が結果を改善するという信念の裏返し）
 2. 友人や家族
    友人や家族の健康（健康であることへの憤慨）、過去の不和についてこだわる怒り
    助言・慈善・同情を受けなくてはならないこと
    友人や家族が病気の原因に関係していると考えている場合（エイズや他の性的感染症、受動的喫煙者の肺がんなど妥当な場合とそうでない場合とがある）
    見捨てられたことや距離を置かれたこと（患者から遠ざかった親戚や家族に対して）
 3. 医療チームや他の医療従事者
    悪い知らせを伝えた者への非難
    セルフコントロールの喪失（医師や看護婦に委ねられていること）
    医療従事者が健康であることへの憤慨
    コミュニケーションの相違（傾聴しない、冷淡である、鈍感である、配慮してくれない）
    治療方針について（早期発見すべきであった、別の治療をすべきであった）
 4. 外力
    職場・職業（妥当な場合とそうでない場合とがある）
    環境・家庭に向けて（妥当な場合とそうでない場合とがある）
    社会経済・政治の権力者
 5. 神
    見捨てられたと思う、天罰を受けたと思う、長年の信仰や宗教儀式が報われなかったと思う

次に以前の医師に対して怒りが向けられた例を示す。

● シナリオ

　患者は2カ月前から上腹部痛があり、胃潰瘍による穿孔と診断された。患者は、「あの医者は、私の痛みは大したことはないと言ったのに胃潰瘍だった。あの藪医者め！訴えてやる」と言う。そこで、あなたの応答としては、次のようなものがある。

閉じられた質問
　「その医師はバリウムを飲むように言いませんでしたか？」(1)

敵意のある応答
　「いいですか、もしあなたがその医者を訴えるつもりでしたら、あなたは私から何の援助も得ることができなくなりますよ」(2)

開かれた質問
　「今、どう感じていますか？」(3)

共感的な応答
　「このことを早く見つけることができなかったので、怒っていらっしゃるのですね」(4)

(1)この時点では、前の医師が行ったことが不適切であったかどうか、また、何かしていたら違う結果をもたらしたかどうかさえ、あなたにはわからないのである。事実を確認するために、閉じられた質問をしたいという気持ちに大いになるであろう。しかし、閉じられた質問をすることで、得られるものは何もない。以前の処置についての詳細を患者に尋ねたところで、過去に起こったことを患者がどう理解しているかがわかるだけである。このことは、患者の気持ちを理解するうえできわめて重要である。しかし、前の医師の処置に落ち度があったかどうかを検討するには有効な方法ではない。この患者はあなたの反応を求めている。しかし、患者の理解だけに基づいて、前の医師の処置の是非を判断することはできない。また、「バリウムを飲むように促さなかった」と言

うことで、あなたは既に前の医師を非難する患者の側に立つことになる。何らかの事実に基づいた情報がなければ、これは危険な行為となる。第一に、この患者は前の医師に対する恨みを増強させるために、あなたの権威を利用する可能性がある。そして、患者はあなたの支持を得て、裁判に訴えるという強い誘惑にかられるかもしれない。第二に、前の医師に対してこのような気持ちを持つ患者は、すぐにあなたに対しても同様の気持ちを持つ可能性がある。したがって、医学的な問題の是非についてのコメントは控え、患者の感情を受け入れる方法を見つける必要がある。それは、次に示す開かれた質問や共感的な応答によって達成されるであろう。

(2)医療従事者は誰もが非難されることを嫌うものである。非常に多くの場合、患者が医療従事者を批判することで、医療従事者は個人的に傷つくのである。このような敵意のある応答は、多くの医療従事者が心の奥底で感じていることを示している。つまり攻撃的かつ防衛的な応答である。しかし、心の奥底でそのように感じていても、このような応答は患者との関係を悪化させる原因となるであろう。なぜなら、これはあなたの個人的な応答であり、専門家らしからぬ応答であり、医療従事者への批判をさらに招くことになるからである。この敵意のある応答は、患者の怒りをさらに助長させる原因となるだけである。

(3)この開かれた質問は見かけ上、単純なものである。前の医師に落ち度があったかどうかという問題には全く触れずに、患者の感情に焦点を当てるように切り替えている。したがって、この応答は、「前の医師の処置についてはわかりません。しかし、私はあなたを援助したいと思っています。あなたの気持ちが重要です。それについて話し合いましょう」というメッセージを患者に送ることになる。患者の感情に向けて開かれた質問をすることは、あなたが道を誤る可能性がほとんどないことを示す良い例である。患者の反応は激しく、怒り、恨みや非難などの感情が噴出するかもしれない。しかし、患者の感情を聞くことをあなた自身が求めたのであり、ある程度あなたはこの状況をコントロールしており、証言するために訴訟に駆り出されるということはないであろう。

(4)患者の感情を受け入れるだけで、それ以上のことがないのは、あまりにも単純すぎるように思われる。しかしながら、感情的に高揚している時は、自分

の知っていることから離れないようにすべきである。あなたの応答は、「ええ、当然私は怒っていますよ。そうでしょう」など、さらに患者の怒りを引き起こすかもしれない。しかし、開かれた質問と同様に、あなたが患者の怒りの対象となることはないし、患者の怒りをより強めてしまうことにもならないであろう。この共感的応答によって、"過去にすべきであったこと"から、"現在、しなければならないこと"へ移ることが可能となる。

また、怒りは恐怖を隠すためのものである可能性がある。患者は恐怖を表現することよりも、怒りを表現することの方が差しつかえがないと思っているかもしれない。もし恐怖による怒りであれば、怒りの原因を常に見出すようにする必要がある。この場合、攻撃的に応答するのではなく、恐怖を表現するように促すことによってのみ、その恐怖を和らげることができる。

怒りのもう一つの種類は、神に向けられた怒りである。患者の怒りがそこに端を発している場合、その応答にはほぼ間違いなく、牧師やそれに準ずる人の協力が必要になるであろう。

- **ポイント**

  怒りに応答する際には、さらに注意が必要である。人間は従順に応答することにより、怒りがおさまるようになっているようである。患者の怒りに真っ向から応答するのとは異なる身体的言語によって、患者の怒りを軽減するのに役立つものである。患者が怒っている時は、自分の頭を患者の頭より低くなるようにすることは常に価値のあることである。役に立つ方法としては、患者を診察台の上に真っ直ぐ座らせておいて、あなたは椅子に座ることである。怒りの対象が自分より低い位置に座っている時に、怒り続けることが難しいことに注目するのは興味深いことである。

8. 罪悪感（guilt）

罪悪感は定義しにくい反応である。臨床的には、①自己に焦点があてられたり、自己に向けられた感情であること、②自責の念があること、③悲しみや後悔があること、という3つが重要な要素のようである。本書では、病気への反

応における罪悪感についてのみ考察する。例えば泥棒や横領のような犯罪に対する罪悪感は、改心の可能性がある証拠である。一方、罪悪感や良心の呵責が欠如しているのは、社会病質者または精神病質者の特徴である。

多少論議のあるところかもしれないが、臨床においては例外を除くと、病気に対する罪悪感はほとんど不適応反応であり、患者にとってあまり役立たないものと考えられる。時には罪悪感を克服する苦悩において、患者の内側に隠れていたものが呼び覚まされ、後に予期せぬ力や価値を見出す患者がいるのも事実である。しかし、例外を除くと、罪悪感それ自体が別の問題であり、問題解決とはならない。

その例外とは、罪悪感によって患者が良い結果をもたらすために、行動を変えるように動機づけられる場合である。このことは、二次的予防に限られる場合がほとんどである。例えば心臓発作や慢性気管支炎のある患者の場合、禁煙によって再発の可能性は低下する。もし罪悪感が禁煙と喫煙のバランスを変えるのであれば、今後の行動を変えるという動機を高めるという点において、罪悪感が患者に何らかの二次的価値を持つと言えるであろう。しかし、この場合でも、罪悪感自体には一次的価値はないと言える。

非難と同様に罪悪感は、医学的な状況において適切な場合もそうでない場合もあり得る。例えば多発性硬化症の非常に多くの患者は、自分自身が病気をもたらしたと感じている。しかし、これは何の根拠もないことである。一方、肺小細胞がんの患者の97％は喫煙者であるように、自ら招いた疾患の場合、多くの患者は、病気の原因の一端が自分にあることに気づいていなかったり、受け入れられなかったりしている。医師の視点から言えば、"適切であるかそうでないか"は重要な問題ではない。問題は適切であろうがなかろうが、罪悪感自体が患者の問題であるということである。

症例

40代前半の独身の医師に初期の乳がんが見つかった。患者は家庭医として激務をこなしていた。予想に反して、最初の3、4回の面談では、患者は終始泣いて終わっていた。面談の大半の時間、患者は胸のしこりを無視したことを自ら責めた（おそらく1～2カ月の期間）。始めは、腫瘍は小さく、リンパ節転移はなく、予後は比較的良好であると私達は伝えた。しかし、患者は泣きながら自分を「ばか、ばか、ばか」と言い続けるのであ

った。

●第一印象

医師としてその状況を理解するように患者に訴え、また、予後について意見したいという誘惑にかられていた。しかし、患者は非常に自己嫌悪に陥り、強く罪悪感を感じていた。

●選　択

患者の罪悪感それ自体は、解決できない問題であると判断した。患者は医師として自分自身が医学的状況を悪化させたのではないことを理解していたが、泣いている患者の側にいて罪悪感を感じていることを私達が受け入れていくことにした。患者は罪悪感について話し合うことを希望しなかったが、数カ月後、罪悪感の表出は少なくなった。

■基本原則-29

病気に関する罪悪感は、患者にとって有益でないことが大部分である。しかし、今後の行動を変えるという意味において、二次的価値を持つことが時にある。

次にいつものように、罪悪感を抱いている患者への対応について選択肢を挙げてみる。

●シナリオ

ある喫煙者が肺がんと診断された。患者は、「タバコなんか吸わなければよかった。もう死んでしまう。自業自得だ」と言う。そこで、あなたの応答としては、次のようなものがある。

閉じられた質問
「どのくらいの期間、タバコを吸っていましたか？」(1)

敵意のある応答
「もっと前にそのように考えて、何か手を打つべきでしたね」(2)

開かれた質問
「今、どのように思っているかを話してください。」(3)

共感的な応答
「肺がんになったのは自分のせいだと思うことは、とてもつらいことですね」(4)

(1)この閉じられた質問は、"病歴聴取"の質問であり、「病気になったのは自分のせいである」と患者が感じている、という重要な問題を避けることになる。そして、これによって、罪悪感に関する問題は議論しないというメッセージを患者に送っていることになる。

(2)敵意のある応答は、決して患者の助けにならない。「だから言ったでしょう」と、たとえどんなにそのように言いたくなっても、そのようなセリフは問題を解決することはなく、逆にこの場合では患者の罪悪感を助長し、患者の問題を大きくすることになる。

(3)ここでの開かれた質問は、非常に重要なことを意味している。すなわち、「あなたの気持ちについて話し合うことは、適切であると思います。もっと話して下さい」と伝えているのである。

(4)この共感的な応答では、患者の"つらい"気持ちを認めると共に、「自分のせいである」という罪悪感として苦しみを理解していることになる。また同時に、自分の気持ちについて話し合う機会を患者に与えている。そして、病気が患者のせいであるかどうかについては、何もコメントをしていない。こうして次に、現在の病状へと話題が移り、この新しい状況を受け入れ、今後の計画について患者と医師は話し合うことが可能となる。

9. 希望、絶望、抑うつ (hope, despair, depression)

1) 希望と絶望

"絶望"という言葉はラテン語から来ており、希望の喪失を意味する。しかし、通常、重大かつ急性の希望の喪失を意味して使用している。興味深いことに、慢性的に希望を喪失した状態は、慢性疾患においては非常に驚くほど稀である[58]。

"絶望"という言葉は、急性の気分の落ち込みとして表現するために使用される傾向がある。多くの点において、希望と絶望は対極をなしている。希望と絶望は同じ事実に対して生じる2つの感情的反応であり、患者の気持ちが希望と絶望との間を揺れ動いても驚くことではない。例えば治癒率が30%見込まれる病気の場合、患者は幸運な30%になって病気が治ると思う日があれば、翌日には不運な70%になって病気が治らないと思うかもしれない。事実は変わっていないが、事実を受けとめる患者の気持ちの色合いが、コインをはじいたように表になったり、裏になったりするのである。希望と絶望の2つの状態は、互いに相入れないのである。

絶望は患者と医療従事者にとって重荷であり、両者は絶望から来る負担を軽くしようとしてかえって重圧を感じることが多くある。不安のところで検討したように、絶望による苦悩を軽減するために、後になって実行できない約束をしてしまうことがよくある。絶望への対応としては、次の3つの原則を心がけることが重要である。

(1) 果たすことのできないことは、約束してはならない

絶望が医学的事実に基づいていない場合、事実を強調するのが良いであろう。しかし、絶望が医学的事実に基づいている場合、前言を撤回したり、医学的事実を歪めたりしてはならない。"恐怖と不安"の項で述べたように、不安に対して「過度の保証をすることで応答してはいけない」や「患者に反応するのではなく、なすべき事を行いなさい」というのと同様である。たとえ強要されても、不確実性を含んでいても、可能な限り現実に基づくようにする。そして、できることは何でも行い、患者を決して見捨てないことを強調するのがよい。

(2) 患者が絶望感を表出できるようにする

話し合いの最中に慌てず、無理のない範囲で、患者の心の奥深くにある気持ちを表出できるようにしなさい。

(3) 患者を見捨てることはないという事実を強調する

そうすれば、患者との関係は続いていく。

2) 抑うつ

"抑うつ"という言葉は、慢性的に気分の落ち込んだ状態を表現するのに使用される。従来の"躁うつ病"と言われた双極性障害 (bipolar disorders) や"内因性うつ病"と言われる単極性障害 (unipolar disorders) などの気分障害 (mood disorders) などになりやすい人が存在することは知られている。これらの感情障害のある患者では、明確な理由がなくとも抑うつがみられることがある。しかし、過去に抑うつの既往のない患者であっても、重い病気の脅威によって抑うつが引き起こされることがある。重大な疾患[59]や特にがん[60]の場合、20%以上に抑うつが生じる。健康や生命への深刻な脅威を感じると誰でも、抑うつ気分になることは当然であると考えられる。しかし、問題なのは、脅威が適切であるか否かを判断することではなく、抑うつを診断し治療することである。

使用される用語に関して、最近の精神疾患の分類において、抑うつは適応障害 (adjustment disorder) と言われる状態とは区別されている。簡単に言い換えると、適応障害とは、特定の状況において予測されるものである。それは、"抑うつ気分を伴う適応障害"、"不安を伴う適応障害"、"行為の障害を伴う適応障害"などのように、さまざまな気分を伴う。一方、抑うつは、特定の状況において予測しうる以上のものであり、抑うつに伴う症状を表4に示す。本書の大部分においては、適応しつつある人々について述べている。したがって、"抑うつ気分を伴う適応障害"と"抑うつ"との境界を明確にすることよりも、抑うつに伴う症状を認識することの方が、より役立つと考えている[61]。なぜなら、これらの症状は、治療に反応するからである。

過去に抑うつ状態になったか否か、また、発病前の状態に関わらず、抑うつのある患者へのアプローチとして最も重要な要素は、次に示す通りである。

(1) 診断する

抑うつは明らかな身体的症状を伴う疾病である。悪い知らせに直面している全ての患者において、抑うつによる身体的症状の有無に気をつけることが重要である。抑うつはしばしばみられる。例えば乳がんの患者において、手術の種類や再発の有無に関わらず30%に抑うつが出現する。

表4　抑うつの症状[62]

大うつ病エピソードの診断には、下記の症状のうち5つ（またはそれ以上）が同じ2週間の間に存在し、これらの症状のうち少なくとも1つは、(1) 抑うつ気分、または(2) 興味または喜びの喪失でなければならない．
1. 抑うつ気分、あるいはいらいらした気分
2. ほとんどすべての活動における興味、喜びの著しい減退
3. 著しい体重減少、あるいは体重増加、食欲の減退または増加
4. 不眠または睡眠過多
5. 精神運動性の焦燥または制止
6. 易疲労性、または気力の減退
7. 無価値感、または過剰であるか不適切な罪責感
8. 思考力や集中力の減退、または、決断困難
9. 死についての反復思考、反復的な自殺念慮

(2) 患者の抑うつ症状を確認する

上記の表4は非常に有効な方法である。患者に症状を列挙し診断を明確にすることは、難しいことではなく有用である。例えば「早朝に目が覚めてしまう睡眠の問題、食欲がないこと、気力が低下していることが今あります。これらの症状の原因としては、二つの可能性が考えられます。第一は、今の病気による可能性です。第二は、抑うつによる可能性です。このような状況では、抑うつが起きることは非常に多いのです」と患者に説明することができる。多くの患者は、症状を納得し、よくみられる状況であること（そうなっても不思議でないこと）を知って安心する。

(3) 治療の準備にとりかかる

抑うつが診断されたら、抑うつの重症度を評価することが重要である。つまり、抑うつのため患者が真剣に自殺を考えていることがあり、稀に生命を脅かすことがあるからである。このようなことは、特にがん患者であっても多くはないが[63,64]、もし患者が自殺をほのめかし、自殺の可能性を判断できなければ、精神科医に相談する。

■基本原則ー30

　自殺に関する話は、決して無視してはならない。その領域において経験のある者からの判断を得なさい。

　抑うつの症状がその時点でそれほど重症でない場合、その状態が数週間で改善しない時には治療によって良くなることを患者に話しておくことはしばしば有効である。多くの医療従事者は、抑うつを悪い知らせを聞いた後の"予想される正常な反応"と考えているため、このような状況では抗うつ薬を数カ月間にわたって十分に使用することは非常に少ない。しかし、実際には抑うつの治療が、大きな改善をもたらすことはよくあることである[65]。悪い知らせを聞いた後に抑うつがみられた場合は、例えば足を骨折した後に痛みが出現した場合と同様に治療する必要がある。

■基本原則ー31

　身体疾患に関連する重症の抑うつは、通常治療が可能である。

10. 過度の依存 (overdependency)

　患者が医療従事者に強く依存してきた時、うれしいことではあるが同時にフラストレーションとなる場合がある。このことは、ある意味では患者を援助することの副作用と言える。過度の依存において、患者は医療従事者を援助してくれる人と認め、信頼に足る人であるということを言葉や行動で表現することが多い。このような反応は医療従事者にとってうれしいことではあるが、患者や患者の対処方法（コーピング）にとって、また、医療従事者との関係において危険である。

　過度の依存の診断は、はっきりしていない。強い主観的要素が、常に存在するからである。患者と医療従事者との関係は、何らかの依存的な要素を含んでいる。しかし、ある医師にとっては過度の依存的な行動と思われるものが、別の医師にとっては適切または従順な行動に思えたり、あるいは第三者には操作的または誘惑的な行動に見えたりするかもしれない。おそらく、患者・医師関

係の中から、過度の依存を見分けるための最も良い基準としては、過度の依存は患者の自己決定力を低下させることである。言い換えれば、以前は患者自身が決めていた状況についての決定を、人に任せる傾向がみられることである。あなたが医療従事者として意思決定を援助する意思があり、それが可能である限り、そのこと自体は患者にとって有害ではない。しかし、それは後の混乱の原因となるのである。医療従事者が、ますます役立つ者として患者に理解され、互いに尊重し合い、賞賛される最初の時期が一般に存在する。しかし、その後、医療従事者の寛容さの限界を超え、患者の欲求に対して医療従事者がもはや時間とエネルギーを無制限には注げなくなると、患者はしばしば幻滅するようになる。

過度の依存への応答の第一の鍵は、患者の要求と必要を分けるようにすることである。第二は、患者と医療従事者の両者の責任を含む契約関係に、同意を得るようにすることである。最初の第一歩は、必ずしも容易ではない。患者は全ての要求を本質的に必要なこととして強く示す傾向があり、確かにこれらの一部は患者の必要である。その中には、応じることができる必要もあれば、そうでないものもあるであろう。「できることとできないことがある」という事実を、できる限り明確に、しかし優しく、そしてより早い時期に、患者に話すことが重要である。自分が試みようとしていることを、患者に明確に述べることはできる。しかし、「試みます」や「最善を尽くします」と述べることと、「〜します」と約束することとの間には、非常に大きく、明らかな相違がある。患者が過度に依存している場合、「患者に反応するのではなく、なすべき事を行いなさい」と基本原則27にあるように、自分の力や能力を越えてその場しのぎの安心感を与えたいという誘惑に打ち勝たなければならない。不安に応答する場合と同様に、患者が過度に依存している場合、次の基本原則が重要である。

■基本原則ー32

（偶然でしか達成できないのであれば）できそうもない約束を無理にしてはならない。

患者が必要としていることを明確にし、その必要に応えるために自分が試みることを、できる限りはっきりと述べることによって、知らず知らずのうちに

残りのものを患者の要求として分けることになる。患者の要求を退けることは、患者に苦しみを与えることになるかもしれない。しかしながら、これが、患者が過度に依存することを避ける唯一の方法である。患者と医療従事者の両者の間に契約関係を成立させることで、患者の苦痛を最小限にしつつ、状況を明確にすることが可能となる。自分が行おうとしていることや自分ができることを強調する必要がある。また、同時に自分ができないことや行わないことは、患者自身の領域であることを強調する必要がある。これは明らかに細心の注意が必要であり、経験を重ねることで次第に容易になるものであるが、次のように話を構成すると良いかもしれない。

「私は腫瘍に対する治療の効果について調べて、腫瘍が大きくなっているのか、あるいは小さくなっているのかをお話しすることはできます。しかし、治療がどのくらい苦しいものかについては、あなたが感じていることを言って下さい。あなたがおっしゃることが重要なのです。」

「新しい家の購入を決めることは、私があなたに代わってすることはできません。診察の度に、どのような状況であるかはお話しできます。しかし、あなたの家についてあなたの代わりに決めることはできません。今後、あなたが必要とする情報を提供することはできますが、決めるのはあなたです。」

■基本原則―33
過度の依存に応答する際、患者の自立心を高めるような契約関係を強化するようにしなさい。

11. 泣くこと、涙を流すこと (crying and tears)

泣くことは、感情ではなく症状である。それは恐れ、安堵、痛み、怒り、激怒、欲求不満、悲しみ、絶望、抑うつ、愛、ユーモアやその他多くの異なる感情による症状である。感情の強さがある程度に達した時に、心を動かされて涙を流したり、泣いたりしやすい人がいる。一方、感情的に心を動かされた時でさえ、泣かない人もいる。

不思議なことに、他の人が涙を流している時の対応は、あまり上手でない人が多い。涙が苦痛の信号であることを知っているが、泣いている人が友人ではない場合、慰めることに行き詰まってしまうことが多いようである。患者が泣いている時に最も役立つと思われる実際的なステップを以下に示す。

1) 患者により近づく

不快に思った時や人に注目されていないと感じた時と同様に、泣いている時は非常に傷つけられやすいことが多い。もし拒絶されたり、避けられたりすれば、さらに悪化する。患者の慰めとなるであろうと信じて、患者に少し近づきなさい。少なくとも立ち去ってはいけない。

2) ティッシュかハンカチを差し出す

これは必要不可欠である。診察室や面談室に、常にティッシュが備えられているようにしなさい。もしきれていたら、患者にハンカチを持っているかどうかを尋ねなさい。もし持っていなければ、取りに行ってきなさい！このことほど役に立つことはない。ティッシュやハンカチを差し出すことにより、4つのことが達成される。第一は、患者に泣いてもよいということを、伝えることになる。第二は、患者の顔を整えて、元に戻す手段を提供することになる。鼻水をどうすることもできないままでは、まともに話をすることはできない。また、顔の一部を隠すことができる。第三は、自分が当惑している時に、そうすることにより、何かをすることができる。第四は、それは同時に、患者により近づくことになる。

3) 患者に触れる

触れることが両者にとって不快でなく落ちつくのであれば、自分の手を患者の肘や肩においたりして軽くわずかに触れるのが良いかもしれない。誤解を招くことがないのであれば、自分の腕を患者の腕におくと、よりはっきりと援助することになるであろう。

4) 涙の原因となっている感情を見分ける

涙の原因が明らかなこともあり、その場合は共感的な応答をするとよい。涙の原因が明らかでない場合は、「今、どうして泣いていらっしゃるのかをお話

していただけますか？」とういうように開かれた質問をするとよい。

5) 患者が少し落ち着くまで側にいる
　診察室やベッドサイドを立ち去らなければならない時は、患者が一人でいたいかどうかを尋ねなさい。もし患者が一人になりたくないのであれば、しばらく患者と一緒にいることができる家族やスタッフを探すようにしなさい。もしそれができないのであれば、せめて「できるのであれば、しばらくあなたの側にいたのですが…」と患者に伝えて、謝りなさい。

■基本原則－34
もし患者が泣き出したら、ティッシュかハンカチを差し出しなさい。

　泣くことは、急性の反応として正常であり多くみられる。泣くことが長引いたり、おさまらなかったりすることは稀であるが、この場合はより深刻である。時間をかけて面談を数回しても、患者や家族の苦痛が軽減せず、ずっと泣き続けるようであれば、患者を援助するために他の助けを求めるのがよい。カウンセリングを受けたり、他の専門家の肩を借りたりすることにより、患者は大いに援助を受けることになる。たとえ週一度の少しの面談でも、状況によっては大いに助けとなることがある。

●ポイント
もし泣くことがおさまらないようであれば、他の助けを求めなさい。

12. なぜ私が？(Why me?)

　「なぜ私が？」という反応は、悪い知らせに対する一つの反応である。これは質問のように思われるが、通常そうではない。泣くことや涙を流すことと同様に、「なぜ私が？」という反応は、複数の異なる感情に起因する一症状（この場合、行動という様式をとる）と考えられる。
　「なぜ私が？」という反応を本当の質問としてではなく、叫びとして捉え

ことは、より有益であり実際的である。叫びとしては、絶望、怒り、欲求不満や罪悪感の表現の一つかもしれない。複数の感情があるようにみえる場合もあって、叫びの背後にある最も重要な感情をすぐに明らかにすることはできないであろう。もし「なぜ私が？」という反応を直接的な質問としてとらえ、答えようとすれば、その背後にある感情を見いだす機会すら失うかもしれない。

「なぜ私が？」という反応は、病気の一般的な見方や病気・治療の特別な見方、あるいは患者の生活、家族や社会的関係において元々存在していたジレンマによって引き起こされるものである。何がこの反応を引き起こす特定の誘因であるかを尋ねない限り、関連のない、おそらく何の助けにもならない応答をしてしまうことになる。このことは、次のように表現することができる。

■基本原則—35

「なぜ私が？」という反応に応答する時は、直ちに答える必要はない。まずは患者に尋ねるようにしなさい。

次にこの対応について選択肢を挙げてみる。

●シナリオ

若い男性の患者に運動ニューロン疾患（進行性筋ジストロフィー）であると伝えたところである。患者は、「なぜ私が？」と言う。そこで、あなたの応答としては、次のようなものがある。

事実に基づく応答
「その答えはわかりません。運動ニューロン疾患の原因は全くわかっていないのです」(1)

敵意のある応答
「いつでも誰かが病気になるのです。今回はあなたがそうなのです」(2)

開かれた質問
「今、あなたがどう感じているのかをお話ししていただけますか？」(3)

共感的な応答
「このことをお聞きになって、非常につらいことと思います」(4)

(1)ここでは閉じられた質問の代わりに、直接的な答えを選択した。なぜなら、患者の閉じられた質問に対して、開かれた質問で応えたいという気にはならないからである。事実に基づく応答をしてしまう可能性の方がはるかに高い。患者は「私は運動ニューロン疾患の原因となるようなことを何かしたのでしょうか？」と本当に悩んでいるのであれば、あなたの応答はまさに患者の聞きたいことになる。問題は、患者が何を求めているのかがわからないという点である。まずあなたが最初に尋ねて（下記の開かれた質問を参照）、患者が求めていることがそうであれば、事実に基づく応答をすることになる。くり返して述べることになるが、この事実に基づく応答は本質的には間違ってはいない。ただ、患者が表現しようとしている重要な感情から、あなたを遠ざけてしまうことがあるということである。

(2)この応答は敵意のあることを意図しているわけではない。しかし、哲学的な議論を止めさせるために、哲学的なとどめの一撃を加えている。実際に、これが使われているのを私は見たことがある。「なぜ私が？」という反応は、患者が熟考した後に到達した受容の状態であることが多い。患者にとって哲学的、神学的もしくは宗教的意味があるであろう。しかし、あなたが健康であり、医療従事者としてこの応答を患者にすれば、患者の叫びの背後にある感情を無視するだけでなく、抽象的なレベルでの議論を持ちかけることにもなる。そのことで、あなたは冷淡であるとか、無関心であると見られるようになるであろう。

(3)独断的であると思われたくはないが、この開かれた応答は、「なぜ私が？」という叫びへの応答としては最善であるに違いないと私は思っている。この質問に対する患者の応答を聞いて、あなたは驚くであろう。なぜなら、「なぜ私が？」という反応を引き起こす感情は、広範囲に及んでいるからである。私が提示した質問の仕方があまりにも単刀直入すぎると思うのであれば、「多くの人が、『なぜ私が？』と言われる場合、人によって異なることを意味しているようです。あなたにお尋ねしたいのですが…」と言う前置きしてから話し出す方が心地よいかもしれない。このように言う方が、気まずい思いをさせないで

あろう。

(4)患者の感情が明白であれば、その感情を認める共感的な応答は全く満足できるものになるであろう。

13. 安堵感 (relief)

　矛盾していたり、ばかげていたりするように思われるかもしれないが、医学的な悪い知らせを聞いた場合に、安堵感を抱く患者が一部いる。これまでに診断が困難であったり、症状を信じてもらえなかったりする前駆症状がある患者に、このことは最も多くみられる。多発性硬化症の場合が典型的である。初期症状は感覚障害のみのことがあり、身体的な症状や徴候がほとんどみられない場合、患者自身は、何か非常に深刻なことが身体の中で起こっていることがわかるのだが、周囲の者は誰も信じてくれず、患者の不安は募る一方である。このような状況では、たとえ診断結果が悪い知らせであったとしても、自分は気が狂ったわけではないことが明らかになり安心するのである。診断前から患者の心配が大きい場合には、診断結果が非常に深刻であっても、このような反応が起こり得るのである。

> **症例**
> 　患者は45歳の女性で3年前に乳がんと診断され、手術後に予防的に化学療法を受けた。患者は再発の可能性を非常に心配しており、症状が全く見られないにもかかわらず、医療従事者に保証を強く求めていた。術後3年目に、患者は背中の痛みがみられるようになった。骨シンチでは、複数の骨転移が認められた。このことを知らされた患者は、一緒にいた15歳の娘とともに泣き始めた。ところが突然泣き止んで患者は、「さあ今、私達が直面していることが何かわかったわ」と娘に言ったのである。不思議なことに、この時から患者は転移が発見される以前よりも、はるかに落ち着いて、より勇敢になったのであった。

14. 脅し (threats)

　患者が深刻な医学的状況をコントロールすることはほとんど不可能であり、自分でコントロールできる領域を探すことはよくみられることである。今の状況をある程度自分でコントロールできることを示すことが、脅しの機序としてよくみられる。例えば法的に訴えたり、病院を変えたりして、医師を直接的に脅したり、自殺や自傷行為というかたちで自分自身を脅したりすることがしばしば見られる。当然、全ての脅しは攻撃や敵意としての手段であることが多いが、その感情自体は状況をコントロールできないことからくる不安がしばしば誘因となっている。したがって表面上、攻撃的に見えていても、実際には防衛反応であることが非常に多い。非常に穏やかに、そして大胆に脅してくる場合があり、会話や話し合いがとても困難なことがある。どのような脅しに対処する際にも必要な、最も重要な事項を次に示す。

1) 平静を保つ
　どのような脅しでも、非常に動揺するものである。そして興奮したり、防衛的になったりしやすくなる。可能な限り平静を保ち、脅しが効果的であるように見せないことが重要である。「ブザーを押させても、ベルが鳴っているのを聞かせないようにしなさい」と格言にあるようにするのがよい。

2) 脅しの目的を確認し、それを受け入れる
　会話の中で脅しが存在することを確認することがなければ、それに対応することはできない。脅しの目的を理解していることを患者に伝え、そのような気持ちを抱く権利を尊重する。例えば「ご自分で他の医師を捜したいというお気持ちはよくわかりました。もちろん、そのようにする権利は当然あります」と言うのがよいかもしれない。

3) 患者に脅しを一時延期するように求める
　脅しは双方向の会話を困難にする。脅しへの対応について私がこれまで見てきた中で最も効果的な方法は、患者に脅しを一時延期するように求めることである。例えば、「あなたが治療を中止することを迫っている間に、病状についてお話することは非常に困難に思います。まずは、あなたがどのように感じて

おられるかを話していただき、それからそれについて話し合いましょう。それでも本当に治療を中止したいと思われるようでしたら、もちろん、そのようにする権利は、あなたにあります」と言うのがよいであろう。

　場合によっては、患者は表面上、穏やかであったり、大胆にふるまったりするかもしれない。そのような態度は、暗に脅しを意味していることがある（「私は死ぬことは恐くありません。ですから私の言う通りにしてもらうか、そうでなければ私は自殺するかのどちらかです」）。本章の最初に述べた、胸壁に再発が認められ、自分の目から見て娘の介護を不十分であると感じている乳がんの患者の場合、死に直面する心構えができていると言って、娘と医師に釘を刺していたのである。自殺をすることはないと患者に約束をしてもらう代わりに、患者に主な恐怖心について語ってもらい、死の可能性を認めることにより、患者の脅しの力を減少させることができた。
　ここでこれまでと同じように例を挙げることにする。

●シナリオ

　患者は75歳の女性で緑内障があり、社会的に孤独である。精神疾患の既往はない（注：抗うつ薬は緑内障の患者においては禁忌である）。患者は、「もし本当にあなたが私のことを心配してくださるのなら、自殺できる薬をくださるでしょう」と言う。そこで、あなたの応答としては、次のようなものがある。

直接的な応答
　「残念ですが、それはできません」(1)

敵意のある応答
　「何てことをおっしゃるんですか。そんなことを言わないで、しっかりしてください」(2)

開かれた質問
　「あなたがどのように思っておられるのかをお話していただけますか？」(3)

共感的な応答
「この状況にとても落胆しておられるようですね」(4)

脅威の除去
「まずは、なぜそんなに絶望的に思っておられるかを話していただけませんか？」(5)

(1)この直接的な応答は事実として正しい。つまり、患者の自殺を助けることを目的とした薬を処方することはできない。しかし、このように応答してしまうと、なぜ患者がこのように感じているのかについての会話が途絶えてしまう。この応答は正しいが、患者との会話を制限してしまうのである。

(2)とにかく患者にしっかりしてほしいと願っているのであろう。しかし、たとえそれが目的であっても、そのように言っても患者はしっかりすることはないであろう。

(3)患者の気持ちについて話すように直接的に促しても、自殺の脅威がなくなるわけではない。しかし、この応答によりあなたが患者の話を聴くという立場が明確になるであろう。

(4)この共感的な応答では、患者が抑うつ状態であることを認識することになる。

(5)この応答は、共感的な応答よりも一歩進むことになる。この応答には、「落胆しておられるのはわかりますが、自殺のことはちょっと横においていただきたいのです」という思いが含まれている。「まずは」と言うことで、後で他のことについても話すつもりであることが患者に伝わる。

しかし、この患者は明らかに助けを必要としている。もしあなたが患者のために十分な時間を割き、援助することができないのであれば、精神科医やカウンセラーなどを紹介するのがよいであろう。これらをまとめると次のようになる。

■基本原則 – 36

どんな脅しに対しても、普段通り落ち着いて対処することは困難である。たとえそうでなくても、できる限り落ち着いているようにしなさい。そして脅しそのものではなく、その背後にある患者の気持ちに対応するようにしなさい。もし対応できなければ、他の人に援助を求めなさい。

15. ユーモア(humor)

1）適切なユーモア

　ユーモアは人間の行動の一面を表している。しかし、現代社会において、ユーモアは深刻に受け止められすぎたり、反対に深刻に受け止められなかったりする。最近では、笑いが重篤な患者の予後に影響を及ぼすと信じられるようになっている。しかし、昔ながらの医学部のカリキュラムでは、まだそのことは取り上げられてはいない。ユーモアは、人間がこの世の中とうまく対処するための行動の一つである。また、圧倒されるような出来事にも、ユーモアによってつり合いがとれる場合もある。ユーモアはおそらく象徴的な言語と同時に、人間や地域社会を脅かすようなものから守るための手段として発展してきたのであろう。今日でも、脅かすものや恐いものが冗談の対象の大部分であり、実際それ自体はおもしろいものではない。あらゆる冗談の対象が、性問題、病気、死、悪口、夫婦喧嘩、そして義理の親族に関することであるのを考えればわかるであろう。どれ一つとしてそれ自体が、実生活において楽しいものではないのである。しかしユーモアは全ての人にとって必要となるわけではないが、ある人にとっては重要となる。

症例 1

　患者は非常に機知に富み、魅力的な女性であり、誰もが会いたいと思うような人であった。患者は数年前に乳がんのために乳房切除術を受けており、63歳の時に初めて来院した。患者は乳房代用の装具について悩み続けていた。患者は以前に一度こんな話をした。患者が泳いでいた時、水着から装具が取れてしまった。患者が深い方へ泳いでいる間に、その装具は反対に浅い方へと流れていった。何か変だと気づいて振り向くと、装具が流

れていくのを見つけた。そして、一緒に泳いでいた仲間にこう言った。「何てことかしら。装具が自分で平泳ぎ (breast-stroke) をして、あんな所まで行ってしまったわ」と。患者は自分の冗談に誇りを持っていた。しかし、何よりも重要なことは、患者にとってそれが病気の対処方法になっていたことである。後に病状が悪化し、死に至るまで、患者はユーモアと創造力によって不幸を受け入れていったのである。こうして患者は皆から愛され、忘れられない人となったのである。

　患者にとってユーモアが重要であるかは、正しいとか間違っているとかの問題ではない。それは食欲や性欲が重要であるのと同様に、全く個人の問題である。しかし、ある人にとってユーモアは、病気への有効な対処方法になり得ること、そしてユーモアに"対応"したり、その使用を強調したりすることを認識することは重要である。
　ここで"対応"という言葉を用いたのは、自らユーモアを言わない患者にユーモアを言うことはできないからである。例えば患者を元気づけようと思って、面談の最初に冗談や軽薄なことを言うことから始めると、患者はあなたを自分の苦境を真剣に考えてはくれない人物であると思う可能性がある。また、患者の苦悩から距離を置いているように見られるであろう。しかし、患者が最初から冗談を言ってきた場合は、患者自身が自分の苦悩から距離を置きながら、それを克服したいと思っており、ここであなたがユーモアで対応すれば、患者の対処の過程や方法を助けることになる。

■基本原則ー37
　患者がユーモアを言ったら、ユーモアで対応しなさい。しかし、あなたからユーモアを押しつけてはならない。先にユーモアを言ってしまうと、事態が悪化する可能性がある。

2) 不適切な笑いとユーモア
　しかし、全ての笑いがユーモアを含んでいるわけではなく、また全ての冗談がユーモアを含んでいるというわけでもないことに注意する。患者の中で緊張

のあまり笑う人があり、その笑いは落ち着いていると誤解されることがある。

> **症例 2**
> 患者は40代前半の大学教授であった。疾患は乳がんで外科的治療に関する意見を求めていた。私の同僚の医師が相談を受け、ある治療法を勧めたところ、その医師は患者がその治療に納得していると思っていた。しかし、その後、その患者は別の治療を希望していたのに勧められなかったことに動転し、強く抗議してきた。以前から患者と面識のあった心理療法士が患者と面談したところ、患者は怒る時により微笑むことがわかったのであった。つまり、患者が納得していると私の同僚が思っていたことは誤解であったのである。

> **ポイント**
> 患者の笑いや微笑みに対応する際には、会話の内容と表情との不一致や相違に気をつけなさい。

また、冗談は間違った合図となることもある。見かけ上、勇敢であったり、覚悟しているように装うために冗談を言う患者もいる。ユーモアの裏に患者が実際に現状を理解しているかどうかを見極めるようにしなければならない。症例1の患者の場合、患者は病気のどの段階においても現状を正しく理解していたようであり、患者の行動は変化しなかった。

また、現状を理解する代わりに冗談を言い、現状を受け入れる代わりに医療従事者にユーモアを理解するよう求めてくる患者もいる。このような行動に対しては、きわめて注意深く対応する必要がある。逃避の手段としてユーモアを使用している患者には、何らかの助言や援助が必要である。

16. 誘惑 (seduction)

"難しい"患者とは、必ずしも医療従事者にとって非常に意地悪な人であるとは限らない。むしろ、難しい患者とは、医療従事者にとって非常に良い人で

あることが多い。いずれにしても、患者の動機は病気への恐怖であることが多く、医師や看護婦に特別にして欲しいという欲求があり、特別にケアを受けたいと望んでいる。特別に注意を引くには2つの基本的な方法がある。それは飴と鞭である。"誘惑"とは、いかなる方法であっても飴による方法である。

　誘惑にはさまざまな方法がある。ただし、性的誘惑が最も多いわけではない。おそらく、最もよく見られる誘惑は、贈り物と過度の賞賛であろう。どちらにしても、後に問題が生じる可能性がある。患者からの贈り物は、特にクリスマスの時期にささやかなものであれば、社会的慣行と一般的には見なされるかもしれない。しかし、贅沢で気前のよい贈り物は、医療従事者にとって実際に問題となる。世の中には無料で食べられる昼食がないように、患者からの無料の贈り物などは存在しないのである。贈り物の意図が明らかであろうがなかろうが、過度の贈り物は精神的、あるいは実際の賄賂に相当する。そして他人とは異なる特別な治療をして欲しいという患者の期待が含まれている。さらに、患者があなたの自宅に電話すること、面談のたびに個人的に会うこと、あなたが患者の自宅に電話することなど特別扱いして欲しいことや、治る保証をして欲しいことも含まれているかもしれない。

|症|例|

　患者は70代前半の女性である。卵巣がんの最初の症状として胸水がみられた。治療に良く反応したため患者と夫は非常に喜んだが、過度の要求もしてきた。ある時、患者は私に数百ドルを無理に握らせたのである。私はこれを受け取ることはできないと言ったが、患者は頑として引き下がらなかった。そこで、そのお金を病院の研究基金の寄付とすることにし、患者にその領収書を渡した。こうして私は患者と言い争うことなく、私は患者に借りをつくらないようにした。しかし、私は今行っている化学療法が効かなくなると患者の態度は一変するであろうと思っていた。私の予感は正しかった。寄付してから数カ月後、患者の病気は再発した。患者と家族は私が最善を尽くしたことを理解してくれなかった。私が以前に、病気は再発する可能性が高いと患者と家族に言ったことさえ覚えていなかった。患者と家族は、寄付をしたのだから再発しないと思っていたようであった。

過度の賞賛も同様である。患者からの賞賛が、例えば「あなたは最高の〜です」などのように、あなたの行為や努力以上のものである場合は気をつけなさい。また、好ましく思っていない以前の医師と比較して褒めてきたならば、特に注意が必要である。同じことを繰り返す可能性がある。もし患者の病状が悪化したら、以前の賞賛に比例した失望と批判を受けることになるであろう。

次に過度の賞賛や贈り物への対応の仕方について述べる。たとえ失礼であり、不作法であると思われても、患者に正しい現状を話し、それを理解してもらうようにする必要がある。例えば「ほめていただいてありがたいのですが、お薬が効いて良くなっているのです。実のところ今後のことはどうなるかはわからないのです」、「今のところはうまくいっていますが、正直なところ今の状態がどれくらい続くかはわからないのです」などと話すのが良いかもしれない。親切にかつ礼儀正しく、なすべきことをよりしっかりと行うことが、より望ましいことになる。これは「患者と医療従事者のお互いが困ることを受け入れることが、困ることを少なくする」という原則を示す良い例である。患者が表現する感謝を必ずしも全て拒否する必要はないが、患者が期待する取り引きの見返りは自分の力ではどうにもならないことを明確にしておかなければならない（「ほめていただいて（贈り物をいただいて）、ありがとうございます。お返しに今後のことを保証できれば良いのですが…」）。

この方法で、患者からのあらゆる誘惑や圧力に対応することができるであろう。患者からの過度の親切な行為に気づけば、その影響力を減らすことになる。

■基本原則－38

　過度の賞賛には気をつけなさい。災難はすぐ間近に迫っているものである。脅しに対応する時と同様に、それに気づくことが、患者の巧みな圧力を無効にすることになるであろう。

17. 取り引き (bargaining)

取り引きは、特にKübler-Ross博士が死の過程の一段階として認めて以来、取り引きの過程に関して多くの記述がなされている。著者らは取り引きは一つの段階ではなく、病気への恐怖を合理化したり、将来を再びコントロールした

りする過程の一部であると考えている。取り引きを次のように考えることができる。つまり、患者は一方では、この病気は深刻な事態を招くかもしれないと心配するが（「この病気で死ぬかもしれない」）、他方ではそんなことはないであろうと願ったりする（「小康状態になるであろう」、「治るであろう」、「治癒するであろう」）。両者ともある程度は、理性的ではなく、身体的にも知的にも患者がコントロールすることができない感情的な反応である。患者は取り引きすることで、恐怖から希望への知的な橋を架けることになる（「もし私が〜をすると約束したら、病気は治り死なずに済むであろう」）。

　取り引きは有効な対処方法の一つであり、適応的な反応となる可能性がある。時に取り引きが長引いたり、非現実的であったりして、患者を現実からより遠ざけてしまい、苦悩を増大させ、不適応な反応となることもある。いずれにしても、取り引きをする人もいれば、しない人もいる。患者が取り引きをしているのに気づいたら、それが患者の適応に役立っているかどうかを評価するようにする。もし役立っているのであれば、他の対処方法と同様に対応する。

18. やっかいな質問 (awkward questions)

　大部分の医師が、答えるのを嫌がるであろう3つの質問を取り上げる。これらの質問は、明らかに病気が生命を脅かすような場合にされやすい。しかし、これらの質問に対応するための技術は、他の状況においても役立つであろう。

1）「私は後どのくらいでしょうか？」
　必ずしも全ての悪い知らせが、死の脅威を暗示するわけではない。しかし、患者や家族から「後どのくらいでしょうか？」という質問がなされる時は、死を暗示しており、おそらく最も多くなされる質問であろう。大部分の医師は様々な理由から、この質問に答えるのを嫌がる。主な理由としては、次のようなものがある。
　第一に、医師は患者の生存期間を正確に推測するのが得意ではなく、また、間違っていると言われることを嫌がるものである。ある研究では、家族や看護婦の方が医師よりも生存期間の推測をより正確にしており、患者の全身状態が他のものよりも良い指標になると報告されている[65a]。第二に、推測される生存期間を明言すれば、もう治すことができないことを暗に認めることになる。第

三に、たとえ正確であっても患者は悲観的な予後を聞かされると、たとえ間違っていてもより好ましいことを聞きたいと願いながら、他の意見を探し求める。第四に、患者や家族は医師の答え方に注意し、答えた内容から一部分を選択することがある（「医師は長くて3カ月と言いました」）。最後に、この質問は死の過程といった難しい会話になり、医師がこのような会話をすることは心地悪くなる可能性がある（第2章を参照）。

このような理由から、医師はこの質問を受けるとプレッシャーを感じることになる。したがって、ここに提案した指針に従うことがより貴重である。この質問の答えは、悪い知らせを伝えることの別の項目として考えるとよい。この質問に答えることは情報を調整する過程であり、教育の過程でもある。これを行う際には、次の原則を心に留めておく必要がある。

(1) 情報の整理

患者が現状をどのように考えているのかを尋ねなさい。「ご自分のことをどのように考えていましたか？」と尋ねて、これまでに説明された臨床的な状況と危険性について、患者がどのように把握しているかの概要を知るようにする。これに基づいてあなたは話を進めることになる。

また、患者が本当に生存期間について尋ねているのかを確認するべきである。「あなたがどのくらい生きられるかについて私がどう考えているのかということですか？」と繰り返すことは非常に有効である。ある患者は医師に「どのくらいですか？」と質問した。その医師はそれを差し迫っている死についての質問と理解したが、どういうわけか患者にその意味を尋ねたところ、「仕事に復帰するのにどのくらいかかりますか？」という意味であったことがわかった。そこから開始したので、その患者を現状により近づけるためには、より多くの話し合いが必要であった。

(2) 教育

患者を臨床的な事実に導く際に、次の基本原則を心に留めておくようにする。

■基本原則－39

患者には"およその見通し"を伝える必要がある。そして、患者はあなたの答えをしばらくは（おそらく不正確に）覚えていることを意識する必要がある。

「私は後どのくらいでしょうか？」という患者の質問に答える時は、事実からかけ離れすぎないことが最も重要である。前述のように、医師の生存期間の推測は不正確であることは有名であるが、それでもなお、現状についてある程度正直に示す必要がある。私は常に患者ができる限り正確に理解できるように言葉を使用しているつもりであるが、生存期間に関しては普通大まかな見通しやおよその範囲で答えるようにしている。例えば「数か月あるいは何か月かと思われます」、「1～2年かと思われます。何年にもなることは、おそらくないと思われます」、「極めて深刻な状況であり、数週間あるいは1～2か月かもしれません」などと話している。患者は「3か月でしょうか？」などと尋ねてくることが多いが、はっきりと数字をあげて言うことは避けるようにしている。というのは、私は臆病だからではなく、間違える可能性があるからである。私は1つの数字をあげるのではなく、「数か月、つまり2～3か月から5～6か月の可能性があります」などのように幅があることを強調するように心がけている。そのようにしても患者は「先生は3か月と言った」と家族に話すことがある。しかし、少なくとも幅があることを伝えるように心がけることが重要である。

(3) 不確かさ

　深刻な病気における不確かさは、患者にとって最も苦痛であることの一つである。ある患者は、希望と絶望の間を行ったり来たりすることを、「激しいジェットコースターのようである」と表現している。そして、希望から下降する時が最悪であることが多い。「つらいのは絶望ではありません。絶望には対処できます。私を苦しめるのは希望です」と言われている[66]。医療従事者は、不確かさからくる苦痛を追い払うことは不可能である。しかし、「次に何が起こるか、また、いつ起こるかがわからないことは、非常につらいことに違いないと思います」と認めることによって、医療従事者は患者の苦悩を和らげることはできる。自分の能力以上に正確に予測することを、患者から求められるプレッシャーに屈してはならない。その代わりに、不確かさからくる苦悩は当然であることを認め、共感的に応答するのがよい。

第5章 患者の反応　169

> ■基本原則―40
> 　不確かさは、患者にとって非常につらいことである。その事実を認めることは、患者を援助することになる。

2)「私は末期なのでしょうか？」

　「私は末期なのでしょうか？」という質問も、非常に多くなされるものである。病棟で見かけたことであるが、ある医師はその質問に対して同意するように肩をすくめて、「ええ、私達全員が末期なのです」と答えたところ、質問した患者はその答えに満足せず、自分は見捨てられたと感じた。

　この質問に答える時には次のことを注意しないといけない。それは、患者が言う"末期"という言葉が何を意味するかを尋ねることである。「今すぐ死ぬ」ということを意味する患者もいれば、「最後にはこの病気で死ぬ」ということを意味する患者もいる。"末期"という言葉を、患者がどのように認識し意味しているかということを把握したうえで答えを調整しなければ、すぐに行き詰まってしまうことになる。情報を整理するためには、「それはとても大切な質問ですので、お答えするようにしたいと思います。でも始めに、あなたが"末期"と言う時は、どういうことを思って言っておられるかを教えていただけませんか？」と言うことで容易に行うことができる。

3)「これからどうなるのでしょうか？」

　「これからどのようになるのでしょうか？」という質問に応答する時にも、前述の例と同様に情報を整理する過程が重要である。「これからどのようになるのでしょうか？」という質問には、死に対する最も深い心配事や恐怖について話し合いたい、そして可能であれば答えを得たいという患者の願望が含まれていることがほとんどである。もし患者が何を一番心配しているかがわからなければ、患者に役立つように応答することはできないであろう。

　死への恐怖は第2章において述べているが、患者はさまざまな心配事を抱く可能性がある。いずれの患者も何らかの、あるいは多くの心配事を抱くものである。したがって、この質問は事実に基づいた応答を患者が要求しているのではなく、患者と医療従事者が話し合いを始めるためのものと考えるのがよい。ここに可能な対応について示す。

● シナリオ

あなたはちょうど今、患者に治療が効を奏しておらず、今後は緩和ケアが目標となると話したところである。患者は「これからどうなるのでしょうか？」と言う。そこで、あなたの応答としては、次のようなものがある。

事実に基づいた応答
「おそらく病気の進行はかなり遅いと思われますので、それほど苦痛が強くなることはないでしょう」(1)

直接的な応答
「何かが起きたら、その都度それに対処していきましょう」(2)

開かれた質問
「あなたが一番心配していることはどんなことか話していただけませんか？」(3)

共感的な応答
「今後についてとても心配しておられるんですね」(4)

(1)今までに述べた理由により、事実に基づく応答で十分であるかもしれない。しかし、最初にあなたが患者に尋ねなければ、患者は何を求めているかがわからなくなる。この応答ではすぐに行き詰まってしまうであろう。

(2)この直接的な応答は、実際言い逃れである。くり返して述べるが、患者は矛盾する気持ちを持っていることがある。つまり、この質問に答えて欲しいという気持ちと、話し合わなければならないと思っているが、実際は話し合いたくないので先に延ばしたいという気持ちの2つである。開かれた質問をすれば、それを確認することができるであろう。

(3)上述の2つの質問で答えたように、開かれた質問は非常に価値がある。第2章で見たように、患者の心配事は広範囲に及ぶ。現時点において患者の主な恐怖や不安を受け入れることによって、多くの治療効果が得られるであろう。

(4) ここでの共感的な応答は、全く満足のいくものである。共感的な応答は開かれた質問より多少劣るかもしれない。しかし、この応答により、患者は主要な心配事を列挙することができるようになる。

　時には患者が安心するために、死の過程について詳細に話し合うことになる。しかし、そうすることが患者の苦悩を和らげずに、かえって患者の苦悩を増すことになることがある。生命の最後に関する全ての状況を、一回の面談でカバーする必要がないことを常に心に留めておくことは重要である。このような話し合いにおいては「何かが起きたら、その都度それに対処していきましょう」といった応答のように一休みし、その後それをまた始めるのが役立つ場合もある。この事についての話し合いがあなたとできること、話し合うことに価値があり相応しいことを患者に伝えることになる。死にゆく患者とのコミュニケーションについてさらに知りたい場合は、緩和ケアに関する教科書や総説を参照するとよい[67]。

19. 子どもに悪い知らせを伝えること (breaking bad news to children)

　子どもはあらゆる意味で特別である。子どもに悪い知らせを伝える場合、子ども自身のことであれ他の人のことであれ、特別の専門的知識と特別の資質が求められる。重篤な病気に関して子どもをカウンセリングする技術は、かなり専門的に発展してきた。このテーマだけを扱った本があるほどである[68]。大人と同様に子どもの場合でも、一般に良好な心理社会的適応は、隠したり避けたりすることによるのではなく、始めから病気について知っていることにより得られるものである[69]。このような事は通常、特別に訓練を受けた専門家に任されるが、時に専門家の援助なしに、あなた自身が子どもに話すことを要求されることもあるかもしれない。留意すべき重要な原則がある。

1) 可能な限り最も近い大人の家族に同席してもらうようにする
　最も近い大人の家族がいなくても、年齢に関係なく子どもに話すのは、差し迫った緊急時のみにすべきである。しかし、可能な限りまず大人に話して、その情報を子どもに伝えることに同意を得るようにしなさい。その人が同席する

ことを望むかもしれないし、それは歓迎すべきである。また、その子どもにとって、最も困難なことは何であるかについてその人がよく理解しているかもしれない。もしその人から特に注意されなければ、驚くことがないようにするため、どのような面談を行うかを簡単に話すとよいであろう。

2) コミュニケーションレベルを頻繁に確認する

子どもが理解する世界は年齢や成長とともに広がる。しかし、確立された指標はない。例えば5歳の子どもは重篤な病気や死の脅威を理解できないとか、9歳の子どもなら理解できるなどと確信することはできない。何よりもまず、自分のコミュニケーションレベルを頻繁に確認して、子どもが理解するのに役立つように情報を提供するようにする。子どもの質問に合った言葉を選び、あなたのメッセージが受け止められているかを頻繁に確認するようにしなさい。

3) くり返して話す心づもりをする

子どもはくり返して話を聞くことを必要とすることが多い。これは子どもに理解力がないためではなく、自分が正しく理解したという安心を得たいからである。同じ質問にくり返し答える心づもりをする。これがあなたの言っていることが、実際に何を意味しているかを、子ども自身が確認する唯一の方法なのである。

4) "魔術的な考え"を理解する

子どもと大人とでは、世界の見方にいくつかの違いがみられる。悪い知らせを伝える場合においても、最も重要な見方の一つに"魔術的な考え"がある。子どもは自分の考えや行動が、魔法のように外部の世界で起こる出来事の原因となると信じる傾向にあることを表現したものである。例えば子どもが仮にある人に悪いことが起こればよいと思ったような場合、後で実際に悪いことがその人に起こると、その子は罪責感と罪悪感に悩まされるかもしれない。このように自分が知っている人が病気の悪い知らせを受けると、その人に対する怒りや恨みが、今になって病気をもたらしたと子どもは何らかの形で思い、個人的に責任を感じる可能性が非常に高い。医学的には何の関係もない行動についても同様のことが当てはまる。例えば、母親が子どもに部屋を片づけておくように何度も言っていたとする（たいてい普通の子どもはそれができていない）。

その後、母親が病気になると、その子は「もし僕が部屋を片づけてさえいたら、ママは病気にならなかった」と罪の意識にさいなまれる。

　子どもがこのような考えを直接的に表現することはめったにないし、特に最初の面談で医師にこれを話すことはまずない。したがって子どもに話をする際には、たとえ子どもが病気の原因は自分にあると明らかに表現しなくても、病気は誰のせいでもないことをはっきりと伝えることが非常に重要である。「この病気は君のママのせいではないし、僕たちのせいでもない。そして絶対に君のせいでもないんだよ。これはついてないことの一つで、たまたま悪いことが起こったんだよ」と詳しく具体的に言うことは非常に価値がある。

5) できる限り速やかに専門家の援助を得るようにする

　子どもに悪い知らせを伝えることは、経験や自信のない医療従事者が扱う領域ではない。チームにおけるあなたの立場によるが、このようなことをよく行っている人を探したり、誰か他の人に代わりに行ってもらうことが必要になるかもしれない。もし家族をよく知っていれば、経験豊かな専門家にその後の面談を行ってもらい、あなたは安心させるために同席するのがよいかもしれない。そうすることにより、あなた自身が多くのことを学ぶことになるであろう。

20. 意味の探求 (search for meaning)

　苦しみの意味は、実際、個人の哲学的な問題である。しかし、患者が病気の意味を探求する時に、あなたはかかわることになるかもしれない。その場合、病気の意味を探求することは無益であるとして退けたり、病気を生物学的偶然以上の意味はないと見なしたりしてしまうことは、あまりにも安易すぎる。このような事柄は、本書で明確に答えられるものではない。しかし、"意味"という言葉には2つの使い方があり、それは会話によって違った含みがある。

　意味という言葉を病気の"内的な意味"(intrinsic meaning) ということで使用する人がいる。それは病気に付随することや病気の原因まで含んだことを意味する。例えば「私はこの病気になるように、運命づけられていたのです。これまでのような生き方であれば、何事も起こらないわけはなかったのです」などがそうである。このような意味で病気自体に意味があり、患者は病気そのものと病気の意味の両方を受け止めることになる。

喫煙のように自分で選択したことが原因となった病気以外では、このような考えは受け止めがたい考えであると個人的には思う。患者が前もって決めていたり、選択したりしたものではなく、生物学的偶然の可能性が高い乳がんや多発性硬化症などの場合、患者は"病気の本質的な意味"を探求し続けるように常に駆り立てられている。何世紀にもわたって、例えば結核などのように多くの一般的な病気において、病気になったのは自分のせいであると患者は非難されてきた。この背後には全ての病気は患者の人生において本質的な意味があるという考え方が、ただ現在も延長しているにすぎないのかもしれない。

　一方、意味という言葉は"外的な意味"(extrinsic meaning) としても使用される。それは患者が病気に対して意味づけを行うことであり、病気が偶然の原因であったとしても個人的に何らかの意味をもたらすことである。Viktor Frankl[70]は「誰も私達から奪うことのできないものの一つは、出来事に如何に反応するかを選択する能力である」と言っている。この意味において、たとえ偶然の成り行きであろうとなかろうと、生物学的出来事に対する個人の反応は、その人の人生において大きな意味を持つ可能性があり、その意味を探求することはきわめて重要となり得るであろう。この意味の探求は外的であろうとも、付随的であろうとも、医療従事者は患者がそれを行うことを励まし援助することができるし、そうするのが望ましい。この探求は病気に直面した際の個人の肯定、人生の意味、人間としての本質に関係する。そして医療従事者がその人をケアする時に、それらは無視できない大切な事柄である。

要 約

❶ 患者はその人独自の対処方法に従って悪い知らせに反応する。
❷ 患者の反応を以下の3つの基準によって評価することが可能である。
　①社会的な許容性（寛大に限界を設定する）
　②適応性（患者の反応は対処するのに助けとなっているかどうか）
　③解決の可能性（特定の反応が患者の助けとならないのであれば、あなたや他の人が介入することができるのかどうか）
❸ 患者と対立した場合には、以下のことを試みる。
　①一歩下がって、対立そのものに動揺しないようにする。
　②対立そのものには反応しないで、行動を起こすようにする。
　③解決できない領域を明確にする。
❹ 本章では患者の反応に関して、主要な20種類について記載しているが、その中でおそらく最も一貫して有用な助言としては以下のものがある。
　①もし患者が泣き出したら、ティッシュかハンカチを差し出すようにする。
　②子どもの場合には後ではなく、すぐに援助を求めるようにする。

参考図書

Bendix T. The anxious patient - Therapeutic dialogue in practice. London：Livingstone, 1982

第6章 他の人々の反応

I 家族や友人の反応

1. 家族や友人：一般的な事柄

　大部分の臨床において、患者が悪い知らせに反応したり、病気に直面したりする状況では、患者の家族や友人は重要な役割を担うことが多い。家族はかなり強い感情を表出することがあるが、これは驚くには当たらないであろう。ある意味では、人々の絆は脅威にさらされる時に最も明らかにされる。そして、家族が表出する感情の強さが、患者と家族の絆の強さの表れとなる。

　また、たとえ家族間のコミュニケーションが乏しかったり、全くなかったりしても、家族の絆は非常に強いことがあるかもしれないことに注意することは重要である。20年間、父親と口をきいていない息子が、その父親との非常に強い絆を示すこともある（この場合、健全または機能的な絆ではないが）。このような沈黙を長い間維持するには、多大かつ持続的な努力が必要であり、そして父親が病気になった時には、長い間疎遠であったにもかかわらず、あるいは長い間疎遠であったがために、罪悪感や怒りなどの非常に強い感情を息子が表出することは十分あり得る。

　家族は患者にとって患者の状況を良くすることも、また悪くすることもあり得るのである。家族が助けになる場合には、家族は医療チームにとって最も強力な味方となり得るが、反対にそうでない場合には、患者の問題の中でより大きな問題をもたらすことになる。

■基本原則－41
　たとえ家族が助けになってもならなくても、家族の患者との絆がより強ければ強いほど、家族の反応もより強くなる。

家族の反応の頻度と強さにより、対応する際の一般的な原則を持つことが重要である。

1) 第一の責任

非常に重要なことは、たとえ家族が何を言ってきても、患者に判断能力がある場合、他の誰でもない患者自身の利益を第一にすることが医療従事者の責任であることを忘れてはならない。もし患者の希望と権利が家族のものと対立する場合（患者の判断能力に問題がなく、意思決定が可能であることが条件である）、医療従事者の義務は何よりも患者の権利と選択を支持することである。この原則は当然のように思われるかもしれないが、患者は病気で苦しんでおり、家族は健康で意思表示がはっきりしている状況では、医療従事者は自分の責任が誰の利益のためにあるかを忘れがちである。

■基本原則－42

患者に判断能力がある場合、医療従事者の第一の責任は、家族ではなく、患者の権利と選択を支持することである。

2) 状況としての家族

医療従事者の第一の責任は患者であると述べたが、患者が病気の脅威にさらされているという状況では家族も重要な役割を果たすことを同時に強調しておかなければならない。そして、患者に関係する人々が同じ目標を共有できるように、可能な限り状況を調整するように努める。

■基本原則－43

たとえ優先度は患者より低くとも、家族は非常に重要な存在となり得る。可能な限り家族と対立することなく、うまく協力していけるように努めるようにする。

3) 家族と悪い知らせを共有するための原則
(1) 患者の同意を得る

　患者に判断能力があり、患者の病状に関する情報を家族や友人に伝える場合は、医療従事者は事前に患者の承諾を得る義務が倫理的および法的にある。悪い知らせについての面談を始める時に、誰か他の人が患者と一緒にいる場合、患者との関係を確認する必要がある（第4章「誰が立ち合うのが望ましいか？」を参照）。そして、面談において、その人にいてほしいかどうかを患者に確かめるようにする。

　これには2つの方法がある。その人がいる前で患者に、「私達が話をする間、ご主人に一緒にいてもらった方が良いですか？」と尋ねる方法と、家族にしばらく席を外してもらって患者にその人が同席してほしいかどうかを尋ねる方法である。患者と家族との間に険悪な雰囲気を感じることがなければ、前者の方がやりやすいであろう。もし家族があなたとの単独の面談を求めてきた場合、まず最初に患者の了解を得なければならない（書面で了解をもらうことが望ましい）。時には不意をつかれることもあるため、注意が必要である。

症例

　患者は39歳の女性で慢性活動性肝炎を患っていた。重症であったが、危篤というわけではなかった。主治医に患者の母親から電話があった。母親は、娘が後どのくらい生きられるかについて知りたがっていた。母親が患者の予後について、余りにも執拗に詳細を聞こうとするので、主治医は不審に思った。主治医は患者が母親に何と言っていたかと尋ねると、「娘は何も話してはいない」と母親は答えた。主治医がすぐに患者の病棟に行ってみると、母親が患者のベッドの周りをうろうろしていた。母親は病棟内から電話をかけていたのであった。患者は激怒していた。実はその母親は患者の養母であり、二人は数十年間も仲が悪く、患者の遺言では「母親には何も残さない」と母親に話していたのであった。そこで母親は遺言を書き換えるように患者を説得しようとしていた。そして、患者に精神的な動揺を与えようと、予後の情報を利用しようとしていたのであった。もし主治医がそれを母親に与えていたら、患者から非常に非難され、時に訴訟になり、窮地に立たされることになったであろう。

もし患者の判断能力に問題があれば、"最も近い肉親"と患者の病状について話し合う必要がある。"最も近い肉親"とは、配偶者から始まる親族関係を等級で表す法的に定義された用語である。病状の緊急性と話し合いの必要性に応じて、最も近い近親者と連絡するように義務づけられている。もし何らかの疑問がある場合には、遺言管理者や弁護士に問い合わせるとよい。

(2) 患者と同様のアプローチに従う

　第4章で述べた6段階のアプローチは、患者と同様に家族に対しても有用である。特に家族と初対面の場合では、次のどの段階も省略してはならない。

第1段階：環境を整える
第2段階：家族が何を理解しているのかを知る
第3段階：家族が何を知りたいのかを理解する
第4段階：情報を共有する
　　　　　家族の理解度に応じて始め（情報の整理）、徐々に家族の理解を医学的事実に近づけるようにする（教育）
第5段階：家族の感情に応答する
第6段階：治療計画や予後について説明し、要約し、保証を与える

　患者の病状について話をすると、家族は何らかの反応をする。患者自身の場合と同様に、家族もさまざまな感情や行動を伴った反応を示し、時間と共に変化することもある。時には家族同士お互いに援助しあったり、励ましあったりするが、有益であるかどうかは別として、お互いの反応を増幅することがある。他の状況では、家族の間で言い争いになり、一致した見方や、意思決定や援助への参加が困難になるかもしれない。家族の間に見解の相違がある場合は、一方の側に立つことを避け、意見の食い違いのある領域について、できるだけ客観的に説明することが重要である。

　家族が大勢の場合は、2人か3人の代表者を選んでもらい、その人達とよく話し合い、他の家族には責任を持って伝えてもらうようにするのは良い考えであろう。患者がその面談に同席していようがいまいが、家族の反応は患者の病気に対する反応と同じである場合とそうでない場合とがある。したがって、家族の反応が患者の反応に似ている場合と、家族に特有な反応がみられる場合に分けて考えてみる。

2. 患者の反応に似た家族の反応

　患者が経験する感情の一部やあるいは全てを、家族は経験する可能性がある。第5章で挙げた反応を家族が表現することがあり、信じられないという気持ち、ショック、否認、置き換え、恐怖、不安、泣くことなどの反応はよく見られる。これらの家族の反応は、患者の反応の似たようなレパートリーの中から選ばれたものがあるかもしれないが、患者と"同時"にみられるわけではなく、異なった時期にみられることがある。患者が状況を受け入れているのに家族が怒りを表出したり、患者が否認しているのに家族が他人のふりをしたり、罪悪感を表出したりすることはよく見られることである。

　家族の反応が患者の反応と同時でない場合は、問題になることも、そうならないこともある。それが患者と家族との言い争いの原因となる場合は、まず第一に患者の反応に応答し、それから家族の反応に応答するのがよい。この際、第5章で述べた技法や方法を用いるとよい。

3. 家族にだけみられる特有な反応

　家族の反応が患者の反応に似ている場合があるが、家族に特有な反応がみられることもある。それは患者にみられる反応とは全く異なっている。最もよくみられるものとしては、患者に隠すこと、特殊な怒り、予期悲嘆、特殊な罪悪感や恐怖などである。

1) 患者に隠すこと (shielding)：「母には言わないで下さい」

> **症例**
> 　60歳代前半の女性の患者が吐血したので、胃内視鏡検査を行ったところ胃癌が見つかった。30歳代半ばで教養があり、仕事熱心で父親がいない患者の娘は、内視鏡検査の翌日、患者の部屋に回診に行こうとしていた医師達を呼び止め、母親には病名を言わないで欲しいと頼んできた。娘は「母にはがんであることを言わないで下さい。ショックで死んでしまいます」と今にも泣き出しそうになりながら言うのであった（以下に続く）。

人間は誰でも自分の愛する人を病気から守りたいと願うものであるが、悲しいことにそれはたいてい不可能である。病気を防ぐことができないことに直面すると、家族は生命を脅かす病気のある患者を助けたいと願い、"次善の策"を講じようとする。それは「母を病気そのものから守ることができないのであれば、少なくとも母が病気であるということをわからないようにすることはできる」というものである。

　悪い知らせから人を守りたいという欲求は、明らかに人との絆としてよくみられ、深く受け継いできたものである。それはある種族や集団を結びつけたり、相互に依存させたりする人類の行動として進化してきたものかもしれない。とにかく、これは医療の現場においてよく起こることであり、全医療従事者にとってこのことにいかに対処するかという方法を考えることは重要である。

　実際には、次の２つの目標を同時に達成するようにする。第一の目標は、たとえ家族が望まなくても、患者の知る権利を尊重することである。第二の目標は、たとえ家族の希望に賛成できなくても、家族の感情と動機を確認し理解することである。ある文化圏では（特に南米では）、知らせが深刻である場合は、患者自身ではなく家族に伝えることになっている。そして患者がそのように望んでいるのであれば、患者の希望に添うようにしなければならない。しかしながら、西欧の大多数の文化圏では、患者が望む場合は、患者には知る権利がある。第１章で述べたように、約90パーセントの患者が「事実を伝えて欲しい」と言っている。

　これら２つの目標を達成することは可能である。第一の目標は、患者が希望する場合、患者に情報を提供する責任が医療従事者にあることを強調することによって達成できるであろう。そして、第二の目標は、家族の感情と、その感情が示す患者との絆の強さを認める共感的な応答をすることによって達成できるであろう。このようにすることで、家族として感じることを認めることになると同時に、家族と共謀して患者に黙っておくことに加担しないことになる。上述の患者の娘の例では、比較的率直に言うことで、これら２つの目標を達成することができた。その時の医師の返答が非常にわかりやすいので、その全文を引用する。

> **症例**（続き）
>
> 　患者の娘は涙を浮かべており、主治医は共感的に応答した。それは、「このことは娘さんにとって、とても大変なことだと思いますし、お母さんがさらに苦しまれるのを見たくないというお気持ちもよくわかります。しかし、娘さんにとって大変であっても、私はお母さんのことを第一に考えていかなければならないのです。もしお母さんが病気について尋ねてこなかったり、知りたくないのであれば、それはそれで結構です。しかし、もしお母さんが何が起こっているのかを知りたいと言えば、私はお母さんの主治医ですから、お母さんに事実を話さなくてはなりません。そのことが、お母さんとお母さんを知っている方々を苦しめることになることはわかっています。しかし、何が起こっているかを知っている方が、何が起こっているかを知らないよりも、またお母さんの知らないことを家族が知っているのではないかと思うことよりも、はるかに苦しみが少ないと思われます」というものであった。

　ここで医師の応答を長々と述べたのは、それが非常に単純かつ明快であり、この問題の直接的な答えとなるからである。また、それは同時に娘の気持ちを認めながら、援助している。次に他に考えられる応答を示すことにする。

●シナリオ

　上述の症例において娘は、「母にはがんであることを言わないで下さい。ショックで死んでしまいます」と言う。そこで、あなたの応答としては、次のようなものがある。

閉じられた質問
「どうしてショックで死んでしまうと思うのですか？」(1)

敵意のある応答
「お母さんに何を伝え、何を伝えないかということを決める権利があなたにあるのですか？」(2)

開かれた質問
「あなたが最も心配していることを話していただけませんか？」(3)

共感的な応答
（上述）(4)

(1)この閉じられた質問は、それ自体間違っていないが、それ以上のものを生み出さないだけである。診断名を聞いたショックで、患者が死ぬことはないのは全く正しいことである。しかし、たとえそれが医学的事実であっても、患者の娘の感情を全く無視して、「事実を反映してはいないのだから、このような感情を抱くべきではない」ということを示唆している限り、娘への援助とはならないであろう。

(2)「娘には母親の権利を侵害する権利はない」という応答も、事実としては正しい。しかし、それは非常に攻撃的であり、娘を激怒させたり、態度をより硬化させたりしてしまうことになるであろう。この応答は「娘は母親のこととは無関係である」ということを基本的に伝えている。とりわけ、この応答はこの主治医に関する限り、後に母親の病状が悪化した時、娘からの協力を退けてしまうことになるであろう。この場合、一人で命令することにより、主治医は将来に対しても一人で責任を負うことになる。これは危険な立場となり、通常は主張し難いものである。

(3)ここでの開かれた質問は、極めて安全である。娘が思っていることは非常に明白である。しかし、この開かれた質問により、娘の気持ちは当然であることを認め、今後の会話の中心とすることになる。

2) 怒り (anger)

家族が怒りを表現することは一般的であり、その怒りは1つあるいは複数の異なった対象に向けられることがある。次の症例では、患者である妻が現状を受け入れることにより、むしろ家族である夫の怒りが増大した例である。

> **症例**
>
> 　患者はいかなる治療にも反応しなくなった、平滑筋肉腫のある58歳の女性であった。患者の夫は両側の股関節炎を患っており、妻の病状のため手術を延期せざるを得なかった。夫は毎日妻の見舞いに来て、ドアのそばに立ちはだかり、誰かが入室する度にその人がたとえ待たされることになっても、恐い顔でにらみつけていた。そして、妻のケアや病状についても、一つ一つ激しくまた腹立たしげに不満を言っていた。

●最初の反応

　ほとんどのスタッフは我慢できず、それが最初の反応であった。妻が患者であって、夫は患者ではなかった。そして、私達は患者のために最善を尽くしていた。夫が問題解決の一部とならないのであれば、少なくとも問題の一部となってはならない。私達には他にケアをしなければならない多くの患者があり、夫の圧力が無くても、患者である妻のケアをすることは非常に大変なことであった。

●再　考

　私達は面談のたびに、先制攻撃のようにできるだけ早く、そして、できるだけ穏やかに共感的に応答するようにした。患者の夫が明らかに怒っている時は、患者に話をした後すぐに、夫に話をするようにした。例えば「このような状況では、あなたは非常に欲求不満になるに違いないと思います。あなたの奥さんは非常に悪い状態ですし、あなた自身も深刻な医学的問題を抱えておられます。しかも、今後どのようになるかを、私ははっきりとは答えることができないのですから」と言うようにした。このような応答により夫の感情を明らかにし、そのように感じてもよいと認めるようにした。夫は最初のうちはしぶしぶ応えていたが、その後、悲しみの気持ちを表現するようになり、さらにその後には暖かさをも感じられるようになった。夫はこれまで妻のそばにいて、いつも妻を守り、養ってきたのであった。今回、夫は傍観者となることには慣れておらず、不愉快なものであり、妻が病気になったのは夫のせいではないと専門家から話してもらう必要があった。

さまざまな感情が、怒りとして表出されることを心に留めておくことも重要である（特に恐怖と罪悪感などがそうである）。家族は差し迫っている死を恐がったり、患者にとって十分に良い配偶者、子ども、親ではなかったことに罪悪感を抱いたりして、これらの感情を怒りとして表現していることがある。したがって、怒りの対象となるものは多数あることになる。患者の怒りと同様に、家族の怒りが向けられる対象範囲が大体わかっていると、家族の反応として認めるのに有益である。家族の怒りの対象が特定されていなかったり、抽象的なものを対象としていたりすることがある（例えば病気、コントロールの喪失、生物学的に偶然の出来事など）。これは患者と同様であるが、特定される対象の場合は、表5のように患者のものとは異なることがある。

表5　家族の怒りの分類

1. 患者に対する怒り
　　　患者の不注意（病気をもたらした責任、妥当な場合とそうでない場合とがある）
　　　見捨てられること（患者の死が差し迫っている場合）
　　　やり残したこと（遺言による家族への遺産相続や保険が完了していない場合）
　　　聖書にある"ヨナの影響"(なぜ病気という不幸を家族にもたらすのか?)

2. 他の家族に対する怒り
　　　以前からの不和（あなたはいつも患者のお気に入りだった）
　　　病気の原因（病気の原因が友人や家族のせいであるという考え；AIDSや性的感染症、受動的喫煙による肺がんなど妥当な場合とそうでない場合とがある）
　　　患者を見放したり患者から距離を置いたこと（親戚や友人が患者から離れてたり、あまり訪問しなかったこと）

3. 医療従事者に対する怒り
　　　患者を治すことができない
　　　治療方針について（もっと早期に発見すべきで、別の治療を行うべきであった）
　　　悪い知らせを伝えた人に対する非難
　　　コントロールの喪失（医師や看護婦に委ねざるを得ない）
　　　コミュニケーション・ギャップ（傾聴してくれない、態度が冷たい、鈍感である、配慮が足りない）

4. 外部の力や偶然に対する怒り
　　　職場や職業（妥当な場合とそうでない場合とがある、補償を要求してくることもある）

5. 神に対して
　　　見捨てられたこと（この死は不公平である、愛する人を失うのは不当である）

3）差し迫る喪失と予期悲嘆 (impending loss and anticipatory grief)

　患者の病気が死の脅威を考えざるを得ない場合、家族は差し迫る喪失に反応することがある。家族の反応としては恐怖や罪悪感が含まれたり、前述のように怒りを直接的あるいは間接的に表出するかもしれない。さらに、家族は患者が亡くなる前から悲嘆のプロセスを経験することがある。これは"予期悲嘆"

と呼ばれるものであり、差し迫る喪失に対する正常な反応である。多くの家族は、予期悲嘆に対して非常に罪悪感を感じている。例えば「まだ死んでいないのに、私はすでに彼を埋葬したかのような感じがする」などである。この場合、家族の話に傾聴し、「予期悲嘆は、将来の喪失に対する心づもりをするのに役立つ、正常かつ適応的な反応である」と言って安心させることが家族の援助となる。

患者が亡くなる前に、死別カウンセリング（グリーフセラピー）の価値について家族に述べておくことはきわめて有益である。こうすることで、あなたが患者の死を予想し、死別後も何らかの形で家族を援助しようとしていることを明確に伝えることになる。例えば、「死別後にとても落ち込んで、誰かの助けが必要になれば、私に電話してください。グリーフセラピーが非常に有益なことがあります。もし希望されれば、私は手配することができます」と言うとよい。このような話をする時期は非常に重要である。家族が患者の死は避けられないことを受け入れかけていることを確認しなければならない。

グリーフセラピーや死別カウンセリングに関する教科書は多数あるので、本書ではこれ以上触れないことにする[71]。

4) 罪悪感 (guilt)

家族が罪悪感を経験することも、よくみられることである。私達は友人や家族に言おうと思っていることや行おうと思っていることなど、まだ実行していない計画を持ちながら人生を過ごしている。家族が病気になると、まだ実行していないことが強調される。そして、「もっと訪問しておけばよかった」、「どんなに愛しているかを伝えるつもりだったのに」などのように実行しなかったことに対して、家族は罪悪感を抱くのである。

そのような家族のためにできる最も重要なことは、罪悪感を抱くことはよくあることであり、どのような形であれ、そのような強い感情は患者と家族との絆を表していると指摘することである。そのうえで、本当に伝えたいことを実際に言うように家族を励ますのがよい。家族は「私がどれほど母を愛しているかを母に伝えたいのですが、適当な言葉が見つからないのです」と言ってくることが非常に多いが、これに対して私は「そうですね。そうでしたら、その通りに言われたらどうですか」と言うようにしている。すでに見てきたように、感情を表現するよりも、感情を言葉で述べることの方が驚くほど効果があるも

のである。

5) 恐怖 (fear)

　家族は患者の病気に対して自分自身の恐怖を抱くものである。特に親の死が差し迫っている場合、「次は自分の番である」と感じてそうなりやすいものである。患者が病気の間、家族が実際にまた経済的にどのように対処したらよいか心配になったりする。また、妥当な場合とそうでない場合とがあるが、「自分たちもいずれは同じ病気にかかるのではないか」といった恐れを抱くかもしれない。"身体化"(somatization)と呼ばれているが、病気に対する恐怖が身体的症状となって現れることがある。このことを知っておくことは重要であり、これはしばしば見られる現象である。例えば父親が心筋梗塞になったとたんに、その子どもに胸痛が出現したり、患者が胃がんの診断を受けたところ、その家族が消化不良を起こしたりすることがそうである。たとえ家族に器質的な異常がないことが臨床的に明らかであっても、その訴えをあしらってはならない。原則として、十分に傾聴し、家族の悩みや心配事を表出できるように心がけるようにする。そして、家族の話を聴いた後に、"身体化"はよく見られることであり、その症状は患者との親しさから来るものであることを伝えて安心させるとよい。多くの家族は、自分の症状と患者の症状が似ていることに既に気づいており、それほど重大なものではないと思っていながらも、「これは精神的な異常の始まりではないか」、「頭がおかしくなったのではないか」と不安に感じている場合がある。"身体化"は珍しいことではなく、一時的なものであることを伝えることにより、家族の隠された不安を軽減することになるであろう。

4. 患者としての家族

　ある状況においては、一時的であるにしても、家族に対してあなたが第一に責任を持たなければならないことがある。その中で最も困難なものに、患者が予期せずに亡くなり、それを最も身近な家族に伝える時である。

1)「ご主人はお亡くなりになりました」

　患者が亡くなったことを伝えなくてはならない状況は、家族とのコミュニケーションの中でも考えうる、最も緊迫したものである。臨床経験の浅い時期に、

このような状況に遭遇する可能性が高い。次の出来事も、著者が若いときに経験したものである。

> **症例**
>
> 91歳の女性が入院中に敗血症性ショックに陥った。私達は急性虫垂炎と正確に診断した。患者には愛している多くのご家族がおられ、定期的に見舞いに来ていた。患者は明らかな敗血症性ショックとは言えず、患者の家族は「できる限りのことをして欲しい」と言ってきた。手術が行われたが、患者は翌日に亡くなってしまった。遠くに住む家族から病棟に電話がよくかかってきた。患者が亡くなってから3日目に、患者の死を知らない孫娘から電話がかかってきた。私はたまたまその電話に出たのであった。彼女は祖母の様子を尋ねてきた。私は彼女に何と答えて良いのかわからなかったが、落ち着いて医者らしく答えようと思った。「ご存じではなかったのですね。患者さんはお亡くなりになりました」と私が言ったところ、その孫娘は息をのみ電話を切ってしまった。私は家族とのコミュニケーションにおいて、とんでもないことをしてしまったことに気づいた。そして他の言い方を知らなかったことを悔やんだ。

　患者の死を家族に伝えることは、いかなる状況においても困難である。この困難な任務をどのように行ったらよいかを説明するために、ここで最もよくみられ、かつ最も困難な状況を考えてみる。それは救急室で起こる死である。この場合、多くの患者の死因は、心筋梗塞や事故など突然かつ予想外である。家族が行事を楽しんでいる最中に起こることがあり、そのような場合は家族のショックはより大きくなる。さらに、悪い知らせを伝える前に、家族と会う機会すらないこともある。

　このような状況に対処する方法はいろいろあるが、ここでは有効と考えられる、一定のアプローチを述べることにする。家族に悪い知らせを伝える際に、医療従事者は患者が死に至るまでの一連の出来事を"物語"のように話し始める。その会話の途中で尋ねられたら、患者が亡くなったことを確認する心の準備ができたことになる。

(1) 環境を整える

　環境を整えることはきわめて重要である。多くの救急室では、少なくとも個室や面談室が備えられているものである。そのような部屋を使用するのがよい。家族がすでに待っている場合もあり、そこまで歩くことは長く感じられるかもしれない。しかし、このような面談を待合室や廊下で行おうとすると、大失敗を犯してしまうことになる。面談は腰掛けて行う。

(2) 自己紹介をする

　家族に自分の名前と何をしているかを伝える。家族はおそらくあなたの名前を覚えてはいないであろう。しかし、名前も分からない初対面の相手から、悪い知らせを聞くのはきわめて困難なことである。また、自己紹介の時間を取ることにより、少しは家族と慣れるであろう。自己紹介が終わったら、「患者さんとのご関係をお教え下さい」と言って、間柄を知るようにする。そして、その場にいる全員に何が起こっているかを伝えてもよいかを確認する。

　次に何を言うかはあなた次第であるが、ここでは一定のアプローチを紹介する。

(3a) 家族が患者を最後に見た時に患者が生きていた場合

　患者が運ばれてきた時、例えば激しい胸痛はあったが、まだ意識があった場合のように、病気ではあるが決して瀕死の状態ではなかった場合である。この場合には、まず第一に家族がその状況をどのように理解しているかを確認することが常に重要である。これは、患者に悪い知らせを伝える際の6段階のアプローチの中の第2段階である「患者がどの程度理解しているのかを知る」に相当する。ここでは、家族が次に何を知りたいかを尋ねる必要はない。言い換えれば、患者の場合の第3段階である「どの程度知りたいかを理解する」を省略する。なぜなら、この面談の目的は家族に患者の死を伝えることであるからである。すぐに何が起こったかを"物語"のように説明する。この説明はできるだけ簡潔にするのがよい。なぜなら、このような状況で家族が多くのことを覚えることは困難であるからである。当然、最も大事なことは、患者が亡くなったことを家族に伝える時である。それは、"物語"のように説明する方が、より容易である。例えば「心臓が止まったので、心臓がもう一度動くように試みましたが、残念ながらうまくいきませんでした。お気の毒ですが、お亡くなりになりました」というような言い方がそうである。どのような言葉を使用するかは熟考する必要がある。医療現場においては、「彼は死んでいます」(he is dead) や、死の遠回しの言い方である「彼は他界されました」(he has passed away) と言うよりは、「彼は亡くなりました」(he has died) と言う方が適切である。「彼は死んでいます」(he is dead) という表現は、初めて死について聞かされる家族にとっては、あまりにも現実離れしているように聞こえるであろう。さらに、「彼は他界されました」(he has passed away) という表現は、時として誤解される可能性がある。

ポイント

婉曲的な表現は悲劇を招く可能性がある。出所が疑わしいが、こんな話がある。自動車事故で亡くなった若い男性の母親に、ある医師は「蘇生を試みましたが、成功しませんでした」と救急室で伝えた。そして、その医師は、母親に剖検（死体解剖）を申し出た。一時間後、その母親はその医師に廊下で会って、「剖検はうまくいきましたか？それによって息子は回復しましたか？」と尋ねてきたのであった！真に悪い知らせを伝える場合は、はっきりと言わなければならない。

(3b) **家族が患者を最後に見た時に患者が死んでいた場合**

例えば事故死や自宅で死んでいるのが発見された場合などのように、家族が患者を最後に見た時に患者が死んでいた場合、「どのように思っているか」を家族に尋ねる必要はない。患者が運び込まれてきた時の状況を、ありのままに簡潔に"物語"のように説明するとよい。そして、続いて患者の死を確認したことを伝えなさい。例えば「患者さんの体の中に大量の出血があり、残念ですが、病院に到着された時にはすでに亡くなっておられました。生き返らせることは不可能でした」などと話すとよい。言い換えれば、悪い知らせの伝え方の6段階のアプローチの中の第2段階である「どの程度理解しているのかを知る」と第3段階である「どの程度知りたいかを理解する」に相当する部分を省略するのである。

(4) **家族があなたの話をさえぎる場合、尋ねられたら患者の死を伝えるようにする**

あなたはいわば綱渡りをしているのである。一方では、できる限り家族に悪い知らせに対して心の準備をしてもらいたいと考えているが、他方では、この

"物語"のような説明をして引き延ばすことは、逆に家族の苦悩を増大させることになり、そうしたくないとも考えているのである。したがって、家族があなたの話をさえぎる場合、説明を中断して患者の死を確認したことを伝えるようにする。ある意味では、説明をいつでも切り上げて、患者が亡くなったことをすぐに伝えられるようにしておく。後になってから、なぜ治療がうまくいかなかったかを説明するために、もう一度"物語"のように説明を繰り返さなければならないかもしれない。

(5) 共感的な応答をする

共感的な応答は最も有効な方法である。面接の早い時期から家族の反応に対して共感的に応答するのがよい。例えば「とてもつらいことですね」などと言うとよい。家族が涙を流したり、怒ったり、ショックを受けたりする反応に対処するように心構えしておく必要がある（第5章を参照）。患者が亡くなった現実を家族が理解し始めると、家族だけにして欲しいと願ったり、遺体に会いたいと希望したりする。遺体に会う場合は、自分自身や看護婦、あるいは他の医療従事者と一緒に行くことにする。家族がどうしたいのかを尋ねることが大切である。

(6) 面談の終了後に家族を援助できる人を確保する

例えば配偶者のように、遺族になった家族が一人だけの場合は、面談が終了してその人を一人にして、すぐに立ち去ってしまうことがないように気をつける。近くにその人の友人や家族で連絡して人を集めてくれたり、しばらく側にいてくれる人がいるかどうか尋ねるようにする。もしそのような人がいなければ、チャプレンやソーシャルワーカーなどの援助してもらえる人を探すようにする。

(7) 特殊な状況

例えば自殺や子どもの不慮の事故死などのように、患者の死が家族にとってより悲劇的である場合がある。最初の時期では、自分一人でできることはそう多くないが、その家族に適した援助体制を確認することは大切である。かかりつけの家庭医がいるのであれば、すぐに見てもらうよう勧めるのがよいであろう。また、カウンセリングサービスやグリーフセラピーがあることを伝えるのも大切である。

(8) 電話で患者の死を伝える場合

時には、患者の死を電話で、家族に伝えなければならないことがある。これ

は直接会って伝えるよりも、より困難である。しかし、家族が遠方に住んでいる場合は、止むを得ないことである。とても十分なものとは言えないが、次のような点が重要である。

a) 相手が誰であるかを確認する。それが確認されるまでは、悪い知らせを伝え始めてはならない。
b) 丁寧に自己紹介をする。その家族と以前に会ったことがあるかどうかを確認しておく。
c) 相手が十分に理解できるように、時間をかけながらゆっくりと話をする。特に深夜の場合はそうである。
d) 電話で話をすることは困難であり、本来であれば直接会って話す方がよかったことを早めに強調しておく。両者がそれに気づいていることを認めることは、それによるマイナスの影響を減らすことになる。
e) 警告を発するようにする。まず、相手に悪い知らせであることを伝えることは重要である。例えば「残念ですが、あなたの奥様について悪いお知らせがあるのです」などと言うのがよいであろう。そこで相手がその人は亡くなったのかと尋ねてきたら、"物語"のように説明して亡くなったことを伝える。以前は家族に対して、「患者さんは重症です。病院に来ていただけますか」と嘘をつくことが慣例であった。しかし万が一、家族が病院に来るまでに患者が既に死んでいたことを知ってしまうと、家族の不信感と怒りを絶対に招くことになる。「残念ですが、患者さんは亡くなられました」と真実を伝えた方がはるかによいと思われる。
f) 家族の中で誰か助けになってくれる人がいるかを尋ねるようにする。そして、誰かそばにいてもらうように伝える。
g) もし可能であれば、今後も連絡をとることを申し出るようにしなさい。状況によるが、死亡診断書を取りに来た時に家族に会ったり、後に電話で話をしたりすることができるかもしれない。今後、連絡をとる予定がなければ、かかりつけの家庭医と会うことを勧めておく。特に家族の動揺が激しい場合、そうするのがよい。

2) 病的別離
　稀なことではあるが、家族の反応があまりにも激しく極端であるために、す

ぐに家族を援助しなければならないことがある。このようなことはめったに起こらない。しかし、起きるとすれば、既往としてその家族に以前から精神的な問題がある場合が多い。反応が極端な場合、病院内であれば警備員の応援を求めるとよい。病院以外であれば、救急車を呼ぶ必要があるかもしれない。次のような例があった。患者である母親が亡くなる数週前から、医療チームは家族である息子をカウンセリングしていた。息子は母親の遺体を見て精神病的な反応を起こし、遺体を霊安室から引きずり出そうとしたのである。息子は日光にあてると母親は生き返ると信じていたのであった。これは警備員の応援が必要であったごく稀な出来事であった。このようなことは、あなたの経歴の中で一度か二度あるかないかのような非常に稀な事であるが、実際に起こると嫌な思いをすることになる。

5. 病気の子どもを持つ親

　病気の子どもを持つ親は、非常に大きな重荷を負うことになる。それは痛みであり、不安であり、苦難であり、罪悪感である。親は家族の中で最前線に立ち、患者の代理人となる。多くの医学的な治療や処置は親の同意がないと行うことができず、法的にも親の責任となっている。したがって、子どもの病気の重荷の大部分が、自分達の肩にずっしりとかかっているように親が感じるのは無理のないことである。さらに、子どものうえに起こっている事が、親の情緒的な面に影響を与える。子どもを病気から守るのは当然、親の義務であり、ある意味では子どもが苦しむことは子育ての失敗であると考え、子どもが病気になったのは親の責任であると罪悪感を感じてしまうのである。これはたいていの場合、不適切である。

　親は法的に子どもの代理人となるので、親に対する面談は同時に患者と家族に対する面談となる。それはたいてい精神的に大変な労力を要し、多くのケアと配慮が必要である。したがって、この面談にこれまで述べてきたすべての原則を適応すべきであるし、そうできるのである。実際、患者と医師との面談で得られた私達の重要な客観的データの大部分は、親との面談から得られたものであり、それはすべての患者に当てはまるように考えられている[72]。そして、次の点を付け加えるのがよい。

1) 情緒的な重荷に気づく

　親は大変な緊張状態にあることに気づくようにする。それは同情的な痛みや、不安、罪悪感、フラストレーション、そして治療が無効であることへの無力感などである。

2) 6段階のアプローチを守る

　家族との面談は今までに述べた6段階のアプローチと同様に、何を知っているか、また診断についてどのように思っているかを理解することから始めるのがよい[73]。親がすでに何を知っているか、また理解しているのかを十分に確認するまでは、情報を伝えようとしてはならない。

3) はっきりと伝える

　親の不安が非常に強い場合、問題をごまかしたり、ぼかしたり、過度に安心させたりするという誘惑に強くかられる。しかし、このように対応すると、後により困難な問題を生じさせることになる。医学的な事実と予後について可能な限り明らかにするように心がける。特に現在わかっていること、将来予想されること、そして、わからないことを具体的にはっきりとさせるようにする。病状について説明する際、患者を援助する家族に対してだけでなく、患者の代理人でもある家族に対しても話しているということを意識する。したがって、このように二重の立場にある相手からのプレッシャーを受けていることを理解したうえで対応することが重要である。

4) 共感的に応答する

　共感的に応答することは、このような状況では有用である。親が体験していることに対して感性を高めることができれば、親の体験が適切であろうともなかろうとも、共感的に応答することにより、親の苦悩を軽減させることになるであろう。

5) その後に親のための援助を得る

(1) 死別：子どもが重篤な疾患であったり死亡した場合には、その親のために何か特別な援助が必要となることが多い。子どもと死別したり、死別する可能性のある親は大変な重荷を背負っており、死別後に離婚する可能性は

非常に高い。専門家によるカウンセリングやグループ療法が有効な場合がある。近隣において、そのような援助資源を探しておくことは重要である。
(2) 遺伝的な異常：子どもに遺伝的な異常が関係している場合、情緒的な援助や詳細な情報、そして将来計画のための手助けを親は必要とする。遺伝カウンセリングが現在、多くの施設で行われており、必要な人には利用してもらうのがよい。

II 医療従事者の反応

　医師だけでなく、すべての医療従事者は人間であるという事実を認める必要がある。患者のケアという視点においては、このことは良いことでもあり、悪いことでもある。つまり、他者に対して人間理解と情緒的な援助を行うことができるが、一貫性を欠いたり、努力が時に逆効果であったりすることがある。しかし、医療従事者の人間的な側面は変えられない。したがって、本書の残りの部分において、人間としての能力を最大限に活かす方法を示すことにする。そして、ここでの目的は、最悪の状況であっても人間の弱さを補うことに役立つことを述べることである。

　ここまでに共感的に応答したり、患者の動機を理解したりすることが、患者を援助し、コミュニケーションを円滑にし、両者の関係を深めるのに有益であることを述べてきた。しかし、もしそのように思えない場合はどうしたらよいであろうか？疲れていたり、イライラしていたり、その患者が嫌いであったり、患者の怒りや恐怖心に圧倒されていたりしたら、どうであろうか？このような気持ちはよくみられる正常なものであるが、本章の残りの部分はこれらの気持ちの対処に役立つであろう。医療従事者がマザー・テレサのようになれなくとも、悪影響を最小にすることができるであろう。

1. 逆転移 (counter-transference) の概念

　"逆転移"とは、精神分析で用いられる言葉である。これは患者によって治療者に引き起こされる感情であり、それは治療者に関係する人物や過去の出来事に関連する。一方、"(感情)転移" (transference) とは、治療者に対する患

者の情緒的反応である。この逆転移の概念は、医療従事者が患者に対して中立な立場ではなく、患者と医師の両者が互いに相手の人間性に、良くも悪くも反応し合っていることを気づかせてくれる点で有用である。

　もちろん、患者に対するすべての反応が、逆転移として分類されるわけではない。例えば患者があなたを殴ろうとした場合、その事はあなたの父親のことを思い出させるかもしれないし、そうでないかもしれない。しかし、あなたは攻撃されたと感じるであろう。逆転移とは、過去に起きた出来事のために生じる反応のみに適応されるのである。この概念は医療従事者が個人的な一連の人間関係や経験によって、患者にある程度反応することを思い出させるが、医療従事者の情緒的な反応は大部分の患者においてわずかであり、患者を治療するうえで大きな問題とはならない。しかしながら、時に逆転移が無視できないものとなり、治療方針に大きな影響を与えることがあり得る。このような感情が生じるのを防ぐことは不可能かもしれないが、その可能性に気づいてそれに対処するよう努力することは可能である。

　医療従事者が患者に情緒的に反応する原因は、過去や経験に深く根ざしていることがある。本書では、このような深い点まで検討することはしない。しかしながら、ある患者は深く愛していた祖母や、いつも憧れていた兄を思い出させるであろうし、他の患者は父親がしたように怒鳴り、母親がしたように心をちくちくと刺すであろう。患者に対する反応は、あなた自身の個性を基本的に構成しているものから由来しているのである。精神分析を受けなければ、これらの根源まで直接到達することはないであろう。そのようなものが存在することを理解していれば、専門家として仕事をするうえでは問題とはならないであろう。医師として仕事をするうえで、自分の個性の全ての側面を理解する必要はないであろう。ただし、もしそうすることが出来たら、全ての人にとって役に立つものである。自分の個性を理解し、それに適応しようと努力をすることが最も重要である。

　逆転移は人の感情の全範囲にわたっている。最も重要なことは、逆転移の反応の性質ではなく、その反応の強さである。例えば患者を「非常に魅力的である」、「聡明である」と感じる肯定的な感情は、「嫌いである」、「イライラする」と感じる否定的な感情と同様に治療に影響を与え、危険であることがある。

　このように警告したうえで、本章の残りの部分において、逆転移によるものかそうでないものかは別として、否定的な感情を中心に取り上げることにする。

患者に対して嫌悪感、怒り、恐れ、罪悪感やフラストレーションを感じることも時にはあるであろう。また、患者に対して嫌悪感を抱いて反応をしているのが唯一あなただけであったり、全ての人が患者によってイライラさせられていることもある。

2. 身を引くこと (withdrawal)

患者を嫌いになったり、罪悪感を感じたり、怒ったり、怖じ気づいたり、無力感を感じたりすると、その結果として患者から身を引こうとすることになる。患者から"身を引くこと"は、物理的にも、感情的にも起こりうる。次の例は、著者が患者から身を引いた経験のことであり、今も非常に恥ずかしく思っている。

> **症例**
>
> 患者は50代前半の男性で、骨盤内腫瘍が下部腹壁からカリフラワー状に突出した末期状態であった。先輩の外科医は患者に何もできないことを告げ、それ以後の回診はなおざりになった。医師達はいつも忙しく、研修医である私が患者の毎日のケアを任されることになってしまった。それは、緩和ケアという概念が広く認められるようになるかなり前のことであり、当時はその分野の専門家もいなかった。私には患者に対してすることも、言うことも何もないように思われた。カリフラワー状の腫瘍によって、私はますます拒絶されているように感じ、患者に何も役立つことができず、病室に行くことをさらに恐れるようになった。そして、病室に行くことを避けるような言い訳を探すようになってしまった。ついには患者は看護婦を通じて、「たとえ何もすることができなくても、来てくれるだけでありがたい」と言ってきた。そこで私は毎日訪室するようにしたが、私は強い嫌悪感、恐れ、罪悪感、困惑を感じるだけであり、全く役立たなかった。悲しいことに、この話はハッピーエンドではなかった。私は患者を失望させてしまった。自分がそうしていることをわかっていたし、私はそれを恐れていた。その状況にどのように対処したら良いのか当時の私にはわからなかったし、他の誰も同じであった。今であれば会話を続ける方法を知っているし、そうしたであろう。悪い知らせを伝えることに関する本を書こ

うと思った動機の一つは、将来このような患者を救いたいという思いからである。

　身を引くことは、この例のように明らかに物理的なこともあるし、感情的なこともある。例えば医師が患者との接触を避けたり、研究や学会活動に逃避したり、カルテを読んで患者と目線を合わせないようにしたりすることがそうである。
　身を引くことは、多くのさまざまな状況で起こり得る。それは治療できないことに対する強い嫌悪感や恐れであったり、患者の個性に対する怒りや嫌悪感であったりすることがある。たとえその原因が何であっても、患者から身を引いていると気がついたら、何がそうさせているかを考えるようにする。特に何がその原因であるかを見出せたら、患者から身を引くことなく患者のケアで自分ができる側面を明らかにすることができたであろう。個人的には、先ほどのカリフラワー状の骨盤内腫瘍の患者について言えば、腫瘍に対しては特別なことはできなくても、少なくとも病室に行き、患者の話を進んで聴くことを伝えることはできたであろう。

3. 後退すること (backing off)

　患者が悪い知らせに対して、強い反応を示した時によく見られる対応として、"後退すること"がある。すなわち、悪い知らせの内容を軽くして、その衝撃を減らすようにすることである。これは、すでに伝えた悪い知らせを撤回することである。医師や看護婦としての経験が比較的浅く、自信がない時に、後退することは起こりやすい。医療従事者が悪い知らせを伝え、それに対して患者が強く反応すると、医療従事者は「実際はそれほど悪いわけではありません」などと訂正し、患者の衝撃を和らげようとして後退する反応をとることになる。

症例
　20代後半の男性の患者がホジキン病の治療を受け、病気は完全に寛解の状態となった。しかし、2年後に急性骨髄性白血病を発症した。これは稀ではあるが、長期の治療に関連して起こる、致命的な合併症であった。医

療チームの中の研修医がなぜか、このことを患者に知らせることになった。その研修医が患者に、「骨髄の検査で白血病性の変化が見られます」と言ったとたん、患者はパニック状態となり、汗をかき足早に行ったり来たりし始めた。研修医は患者のパニックに反応して、「これはたった一回の骨髄検査であり、その結果はある程度主観的なものです」と助言を受けずに言ってしまった。その発言は状況をさらに悪化させてしまった。患者はベテランの医師を見つけるために、外へ飛び出して行ってしまった。そもそも最初の段階で、そのような面談を若い研修医に任せるべきではなかったであろう。患者は二度とその研修医を信頼することはなかった。

後退することは、患者の苦悩を軽減したいという医療従事者に本能的に動機づけられている。しかし、このような状況では、Hiram Johnson の言葉を借りれば、第一の犠牲となるのは真実であり、第二の犠牲となるのはあなたへの信用である。病気の知らせを聞くことは、患者にとって苦痛を感じるかもしれないし、たとえ患者が「何が起こっているのかを知りたい」と言っていても、それに対する心の準備がなければ、病気自体によってさらに大きな苦痛を感じることになるのは、残念なことではあるが真実である。例えばこの患者の場合、医療チームが骨髄検査の結果を患者に話さないとしたら、患者は全く見捨てられたと感じるであろう。なぜなら、白血病の進行に伴い、身体がだるく、感染症を繰り返し、出血斑がくり返し出現する原因を誰もわからないと思ってしまうからである。

したがって、後退することによって生じる問題への対処法は簡単である。それは未然に予防することである。患者が苦痛を感じる時に、それを軽減させようと後退するという誘惑に屈しないことである。その代わりに、患者の苦痛に共感的に応答したり、開かれた質問で応えるようにして、患者の苦痛を拭い去ろうとするのではなく、苦痛の存在を認めることである。

4. 怒り (anger)

誰でも時には怒りを感じるものである。医療従事者もしかりである。一人一人の怒りの閾値は非常に多様であり、激しく怒ることなどほとんどない医療従

事者もいれば、怒ることに多くの時間を割いている医療従事者もいる。風刺的によく指摘されているように、医師や看護婦を怒らせる厄介な習性が患者にはある。病気や症状があり、患者は期待されているように良くならなかったり、手当てをしても感謝しなかったり、厄介な質問をしたりするからである。

より深刻なことは、医療従事者自身の怒りが大きな問題になることである。しかも、医療従事者一人一人には各々の限界があり、これらの限界は当然変化する。ほとんどどんなことにでも耐えられる時もあれば、些細なきっかけで爆発してしまいそうになる時もある。どうしたら良いであろうか？その答えは簡単ではないが、次の3段階に従うことが最も有益なようである。

1) 怒りを認める

　第1段階は、自分が怒りを感じていることを認めることである。そうすること自体で、自分の感情をコントロールできるようになり、ある程度怒りはおさまるであろう。

2) 怒りを態度ではなく、言葉で表現すること

　どんなに強い感情を抱いているときでも、態度で表現するよりも言葉で表現する方が損害を少なくすることができる。第5章で述べたように、非常に怒っていたり、我慢できなかったりした場合でも、「申し訳ありませんが、このことでは非常に腹を立てています」とか「申し訳ありませんが、我慢できません」と言う方がずっと良い。

3) 怒ってしまったのであれば、後にそのことについて話し合う

　時には何事も功を奏さず、怒りを表現してしまう結果になることがある。これは非常に有能な心理療法士においてすら起こることがある。最も重要なことは、次に何をするかである。おそらく最善の方法は、怒りがおさまったことを自分ではっきりわかるまで待つことである。それから、自分が怒った理由を患者に話すことである。もしできるのであれば、翌日、患者に電話をかけて怒りを表現したことを謝り、同時に自分を怒らせたものが何であったかを説明するようにしなさい。このようにして未解決の領域を明確にするとよい。

5. 罪悪感 (guilt)

　罪悪感は非常に個人的な感情である。非常に些細なことで絶えず罪悪感を感じる医師もいれば、そういうことにまったく煩わされない医師もいる。悲しいことに、患者の病気が回復しない場合、患者を診てきた家庭医の罪悪感のレベルは、医学的・法的な観点からより高まることになってしまっている。

　罪悪感は医師にとって重荷となる。問題なのは、それが患者・医師関係に悪影響を及ぼす恐れがあることである。もし、罪悪感を感じているのであれば、最も有効な対処法はそのことを友人や同僚と話し合うことである。罪悪感を感じている時は、罪悪感に気をもんだり、その原因となった事や罪悪感を感じているという事実を恥じたりすることが問題である。

■基本原則－44
　罪悪感を感じたら、患者ではなく、誰かに話しなさい。

6. 拒絶すること (brush-off)

　拒絶することとは、医師が患者の大切な質問に答えることを故意にはぐらかすことである。そうすることにより、患者は孤立し、援助されない状況に置き去りになってしまうことになる。

症例
　次の出来事は1970年代初期にイギリスで起こったことである。60代半ばの女性で結腸がんの再発がみられた患者であった。再発した腫瘍は骨盤の大半を占め、直腸から悪臭のある粘液性の分泌物がみられていた。病院のスタッフである年輩の外科医は、分泌物を減少させるために腫瘍腔の裏から掻き出す小手術を行うことにした。回診の時にその外科医は若い医師を従えて、ベッドの端に立った。そして、ベッドカバーの上から患者の足指を振り動かしながら、明るく挨拶をした。外科医は患者に無遠慮に微笑みかけ、「明日、よくしてあげますよ」と簡単に言っただけで、すぐに次のベッドサイドに移ってしまった。後にも先にも話し合いは行われなかった。

その後、病気の進行とともに、患者はますます孤立感と見捨てられたという思いが強くなっていった。患者は何度も予後について尋ねてきた。そこで、スタッフの誰もが患者に医学的現実を伝えようと努力したが、患者はその外科医の言葉を疑い続け、恐れとショックを感じてひるんでしまっていた。約束されたことと現実との矛盾により、患者はますます落ち込んでいき、死に至るまで患者を慰めることはできなかった。

■基本原則－45

患者を拒絶してはならない。

7. 誰にでも限界がある

　本書の大部分において、患者との面談、自分自身の感情や反応をコントロールする方法や技法を述べてきた。この最後の部分では、例えば怒りなどでこれらの方法の限界を超えてしまった場合に、どのようにするのがよいかという点にも触れてみる。おそらく最も重要な指針は、あなたの話を聴いてくれる人を得ることである。

症例

　60代前半の女性で肺小細胞がんと診断された患者が、抗がん剤の大量投与と自己骨髄移植の治療を受けていた。治癒が目的であり、5週間の入院生活は患者にとって非常に耐え難く苦しいものであった。しかし、患者は回復し、肺がんは完全に寛解の状態となった。そして、体重も増加しはじめ、再び元の生活に戻った。治療後6ヵ月してから、がんの再発がみられた。年輩の研修医は患者をよく知っており、患者に悪い知らせを伝えるには自分が適任であろうと思った。研修医が悪い知らせを伝えると、患者は制止できないほど泣いた。患者の苦痛は底知れず、研修医は患者のそばにずっといて、患者を援助しようとした。それから5分から10分経過してから、患者は何とか回復して診察室を後にした。

　その研修医は次のように言った。「気がついたら、ソーシャルワーカー

の部屋に私はいました。そこまで歩いて行ったことさえ思い出すことができませんでした。私は患者との面談のことや、その面談が患者に与えた悪影響について話しました。そして、私は取るに足りないことや、患者の社会的な環境について尋ねました。ソーシャルワーカーは『そのことに関しては、当然私がお世話をさせていただきます』と言いました。そして、ソーシャルワーカーは私を見て、『それはそうとして、あなたが患者にがんの再発を話したことは、正しかったですよ』と付け加えました。私は不意を打たれてびっくりしましたが、ソーシャルワーカーが言ったことの意味がわかりました。私はソーシャルワーカーに、『なぜあなたに会いに来たのか、いまわかりました』と言いました。何か問題が起きて非常に悪かったと感じても、それは差しつかえないと言ってくれる人を必要としていることに、そのとき初めて気づいたのです。」

　重荷を分かち合うことは健全なことである。それによって、医療従事者は長く活動することができるであろう。患者との面談が本当に苦痛であった場合、同僚、スタッフや友人など誰でも話を聞いてくれる人に後で話をしなさい。よほどのことがない限り、配偶者には話さないようにしなさい。たとえ仕事そのものから離れることはできなくても、家庭は仕事のプレッシャーから逃れられる避難所として保つようにしなさい。

　自分自身の感情に対処できる方法は、実際、限られている。そっくりそのまま家庭に持ち帰ることもできる。しかし、医療従事者の家庭内不和は多く、離婚率も高いので[74]、勧められる方法ではない。また、アルコールで紛らわそうとすることもできる。しかし、医師の場合、アルコール中毒になる率が高く、これも勧められない。あるいは、少なくとも部分的に解決しようとすることができる。たとえ何もせずにそのままにしていても、おそらく数年間は全く問題ないであろう。しかし、その後燃え尽きてしまう（バーンアウト）かもしれない。したがって、人間としての自分の限界を受け入れ、同僚に自分の重荷を分かち合うのがより賢明な解決法である。その代わりに、同僚の話には喜んで傾聴するようにする。健全で比較的バランスのとれた医療従事者となるための指針が一つあるとすれば、それは次のものである。

■基本原則—46

　圧倒されるようなことがあったら、話を聞いてくれる人に話しなさい。それは誰であっても構わない。

III 医療従事者のチーム内における問題

1.「患者には話すべきではない」と医師が言う時

　悪い知らせを伝えることについて医学生や看護婦と話し合う時に、最も多くなされる質問の一つに「年輩の先生が患者に診断や予後を話すべきではないと言っている時に、患者が自分に尋ねてきた場合、どうしたらよいのでしょうか？」というものがある。医療チームの中で若いスタッフが、患者から質問される対象となりやすい。なぜなら、若いスタッフは年輩のスタッフほど威圧的ではなく、事情をよく知っている医療組織の一部であると患者が考えるからである。今日、医師に対して完全に情報開示する圧力が倫理的・法的に高まっているので、このようなジレンマはより少なくなってきている。たとえそうであっても、一部の伝統的な医師は"自分の患者"を沈黙の壁で囲うことが認められると考えている。このような権威主義的な態度は、この方針に反対する人にとって非常に険悪な雰囲気を作ることになる。

　これは患者には情報を知る絶対的権利があり、その医師にはあなたが質問に答えることを禁ずる権利はないという権利の問題ではなく、交渉の問題である。年輩の医師と重大な議論をせずに、この状況にどのように対処できるであろうか？答えは比較的簡単である。患者が病状を推測したり、予後を考えたりすることを、誰も非難することはできない。したがって、もし患者自身が疑っていることを認めれば、その疑いを当然のこととして年輩の医師に伝えることは可能である。そして、患者は既に本当のことについてかなり気づいており、明らかにして欲しいと望んでいると言うことも可能である。このようにすることで、患者が既に知っている既成の事実として伝えることになり、自ら患者に伝えて年輩の医師の反感をかう危険を冒すということから解放されるのである。次に患者に答えるという点で、どのようになるかを示すことにする。

● シナリオ

　ある年輩の医師は、誰もその患者と予後について話し合わない方針であった。あなたが、ちょっとした処置をしていた時に患者は、「それで私は死ぬんですね？」と言う。そこで、あなたの応答としては、次のようなものがある。

閉じられた質問
　「主治医はどのように言っておられましたか？」(1)

偽りの応答
　「もちろんそんなことはありませんよ」(2)

敵意のある応答
　「なぜ私にお聞きになるのですか？私は主治医ではないので、主治医の先生に聞いてください」(3)

開かれた質問
　「どんなことを考えておられるのですか？」(4)

共感的な応答
　「誰にも尋ねられずに、何が起こっているかをいろいろと心配することはつらいことですね」(5)

直接的な応答
　「残念ですが、そうだと思います」(6)

　(1)この閉じられた質問は、一時的な言い逃れに過ぎない。主治医が話し合わない方針であり、患者はそのように答えることであろう。患者はおそらくその質問をその後もくり返すであろう。そして、さらに弁護的になるのであろう。

　(2)偽りは非生産的である。時間の経過に伴い病状がさらに悪化した時に、患者自ら身体で感じざるを得なくなる。このような質問をするからには、患者は

死の可能性を考えているに違いない。それについての会話の扉を閉ざすことにより、患者を援助する資格を失うことになる。

(3)この敵意のある応答もまた、患者を援助する立場を失わせることになる。怒りを表すのと同様、主治医の背後に身を隠し、問題から身をかわしている。

(4)多くの点において、開かれた質問がここでは最善の選択である。患者が現状をどのように理解しているかを主治医や他のスタッフに伝えるためにも、患者からはっきりと聞く方がより良い。著者自身何度もこのような状況に遭遇してきたが、多くの場合において、開かれた質問が最も効果的であった。

(5)共感的な応答は、開かれた質問よりもさらに積極的に援助することになる。この場合では、患者の思いと主治医の方針との違いを明らかにするかもしれない。この応答は不適切ではないが、開かれた質問にとどめている方が、チームと患者との今後の関係において、より良いかもしれない。

(6)この直接的な応答の問題点は、患者に大きなショックを与えることである。言い抜けや嘘よりは良いかもしれないが、今後、患者を援助することが非常に困難になるであろう。

2. 患者による医療チームの操作

　医療チームは複雑な組織である。患者がメンバー間で張り合わせたり、チーム間で張り合わせることは非常に簡単である。患者の悪い知らせに対する反応は、置き換え (displacement) の行動であることが多い。患者は自分の状況を当然のことながら非常に憤っており、その憤りを医療チームに向けることになる。患者が憤りを正当化する方法としては、「誰も今まで私には何も話してくれなかった」とか、「皆が違うことを私に言う」と思うことである。そして患者は無意識的に医療チームの不一致を非難し、医療チームを"操作"(manipulation) することになるかもしれない。
　この問題を解決する方法としては、情報を提供する人を一人にして、その人は自分が患者に話したことを他のメンバーに話すことである。そして他のメン

バーは新しい情報を患者に伝えないようにし、患者の質問を記録することにとどめ、その一人の人に任せるという方法である。残念ながら、患者が医療チームを操作していることに気づくのが遅すぎることが多い。たとえ遅すぎたとしても、医療チームのメンバーが注意をしていれば、より多くの人が患者の操作に巻き込まれないように、被害を最小限にすることは可能である。

> **症例**
>
> ある婦人の患者に両側の乳がんが3年前みつかった。患者は治療によって健康を回復したと思っていたが、第二のがんが発見され打ちのめされていた。今回は、腹部膨満と骨盤内腫瘍を認め、腫瘍マーカーにより卵巣がんが疑われた。試験開腹により診断が確定したが、術後にがんの進行に伴い、かなりの障害がみられた。患者は看護婦、婦人科医、腫瘍科医と大きく対立し続けていた。例えば「手術した婦人科の先生は腫瘍をほとんど取り除いたと言っていたのに、なぜ先生は化学療法を受けなければならないと言うのですか？」とか「感染症があるかどうかわからないと言われていて、なぜ私に抗生物質を投与しようとするのですか？」などのように、患者はスタッフの一人が言ったことを他の人に激しく文句を言ったり、怒ったりすることがしばしばであった。

● 第一印象

第一印象として、私達の多くは非常にイライラしていた。予後に関して注意を要するが、この患者は医学的には比較的落ち着いていた。しかし、回診は戦いであった。この患者のために不相応に莫大な時間が費やされた。医療従事者は一致団結し、規則を作り、患者の行動を厳しく制限したいという誘惑にかられた。

● 再　考

よく考えてみると、患者の論争的な行動はケアに関係するのではなく、最初の乳がんが治った時に悲惨にも新たにがんと診断されたことに関係していたと思われた。私達は次のことを行った。第一に、チーム間で話し合った結果、婦人科チームは術後の経過についてのみ話をし、他の人は誰もそのことに関して

触れないことにした。そして、腫瘍科チームは今後の治療についてのみ話をし、他の人はそれに関して触れないことにした。第二に、チーム間における論争に明らかに巻き込まれそうになった場合は、他科の医師の方針に礼儀正しく、しかし断固としてコメントしないようにした。例えば「あなたのおっしゃっていることはわかりました。しかし、その先生がそのことに関して明らかにされてなかったのでしたら、その先生の意図を詳しく尋ねて、理解できなかった点を尋ねる方が良いでしょう」と言うことにした。第三に、可能な限り、患者の怒りに対して共感的な応答をするようにした。例えば「病室にいて良くなってきても、まだ退院できず、さまざまなチームや人々が入れ替わり立ち替わり来るのは、とてもつらいことですね」と声をかけたりした。

ポイント

　チーム間やメンバー間で大きなもめ事が起こった場合、各担当領域を明確にし、重要な情報を実際に患者に伝える人数を最小限にすることにより、事態を静めることになる。もちろん、全員が患者の質問に耳を傾けることになる。

　このような場合、理論的にはすべての場合と同様に、患者に伝えた情報を簡単にカルテに記載しておくことは価値がある。たとえ「化学療法により腫瘍が縮小する可能性は30%であると伝えた」のように簡潔なものであっても、短くても、他の医療従事者にとっては非常に助かることがある。紙に書かれた情報は目印や要点のようなものとなり、患者とのもめ事を明らかに軽減させることになることがある。

IV 倫理的および法的な問題

　本書は医学倫理に関するものではない（著者らは倫理的な本であると思っているが）。情報開示や守秘義務に関する多くの倫理的な問題がある。また、医療の進歩に伴い、ある点においては新たな問題も提示されている。今日、従来の医療自体は法律や慣習によって規定されている。必ずしも不変というわけではないが、大部分においては他と歩調を合わせている。医療の範囲が拡がり、

患者と医師にとって選択肢が多くなるのに伴い、倫理的な問題が生じる。したがって、「今それをすることはできない。しかし、すべきであろうか？」などのように、倫理的な問題は現代医療における論争やジレンマを中心に絶えず展開していく。これらの問題が医療の実践や法律において具体化され、解決されてしまえば、もはや問題ではなくなる。例えば20年前に患者に悪い知らせを伝えるべきか否かについて論争されたが、現在、近代的な国ではそのような論争はなくなった。判断能力のある患者は、現代の医療において知る権利があると認識されている。このことは判例によって、世界の多くの国々において支持されている。本書全体において、患者は自分に関して倫理的に知る権利を有し、医師は情報を倫理的に伝えない権利はないという原則に基づいている。

　悪い知らせを伝えることに関する倫理的問題について、強調すべき重要なポイントがある。多くの論争は、可能と考えられることを中心に展開してきた。医師はそれをすることが不可能であると考えると、それをしないことの合理的な理由をみつけることが多い。このことは、悪い知らせを伝えることにおいてもあてはまった。患者に回復不可能かつ深刻な害を与えずに、悪い知らせを共有することは不可能であると考えられてきた。そのため、患者に悪い知らせを伝えるべきではなく、伝えないことが倫理的に良いと考えられ、正当化されてきた。しかし、患者が尋ねてきた場合、大部分の患者は完全に情報開示されることを求めており、もしそうすることができなければ、大部分の患者は満足しないという結果が報告され、上述のような恐れは根拠がないものであると実証された。致命的な害を与えずに、情報を共有することが可能であることが明らかになり、情報を伝えないという倫理的根拠は揺らいでしまった。

　しかし、Billingsが指摘しているように[75]、すべての情報をあからさまに伝えるという思慮に欠ける姿勢は、すべての情報を伝えないという思慮に欠ける姿勢と同様に有害である。両者は実際、同一の基本的姿勢を表しているであろう。したがって、悪い知らせを分かち合う方法は、個々の患者に基づき、患者の反応に気づくことが必要である。倫理的な問題は、悪い知らせを伝える技術の次となる。

　もちろん、情報を伝えることに関して、個々の倫理的な問題は存在しており、今後も常に存在するであろう。さらに詳細な議論は、倫理学者に委ねられるであろう。しかし、将来の医療はこれらのジレンマが解決されることにより変わることがあるので、医療従事者は倫理的な問題に注意を払う必要がある。

V 文化的な問題

文化の異なる人々に関する問題を、どの程度述べたらよいかは難しいことである。一般化してもほとんど意味がない。なぜなら、悲劇的な結末になるか否かは、そしてその対応方法は、その人の文化をどの程度詳しく知っているかによるからである。

> **症例**
>
> スペイン語を話す80歳の男性に、痛みと閉塞性腎不全がみられ病院に運ばれた。患者は4年前に前立腺がんと診断され、経尿道的に前立腺切除術を受けていた。患者の家族はこのことを本人には伝えるべきではないと決めており、患者には伝えないよう医師を説得していた。今、患者には骨転移による痛みが出現し、家族は恐れをなしていた。家族は主治医に患者と現在の病状について話さないように再び頼んできた。患者の母国では、診断が深刻な場合には患者には伝えずに、家族だけに伝えるのが慣習であった。家族によれば、これを患者が望んでいると言う（以下に続く）。

●第一印象

医療チームの第一印象としては、家族の要望に応じなければ、「厄介なことになるかもしれない」と思われ、要望に応じるつもりであった。

●再　考

医療チームの一人が、「患者の権利は尊重されているのだろうか？」という倫理的な問題を感じた。家族は患者の希望に関する質問について通訳することを拒んだため、患者の知る権利は守られていなかった。

大都市において多くの移民がいることは珍しくはなく、この症例では少なくとも倫理的な問題と文化的な問題の二つの異なる問題を含んでいる。もし患者が知りたいと希望しているのであれば、患者の権利は侵害されることになる（倫理的な問題）。しかし、患者が伝えられないことを希望しているのであれば、

患者はいわば知る権利を放棄することになる（文化的な問題）。文化的な問題は、倫理的な問題の有無を決定づけるのである。

> **症例**（続き）
>
> 　医療チームは、患者の知る権利や患者の希望について家族と話し合った。その結果、もし患者が希望していないのであれば、伝えるべきではないということと、そのためにも患者の希望を確認する必要があるということで意見が一致した。中立的な立場である人、この患者の場合では、患者と家族の両方から尊敬されている家庭医が代表して、病院の医師立ち会いのもとで患者に尋ねることになった。この患者は、自分の医学的な状況の詳細を知らないことで満足していると言ったのであった。

　多くの文化的な問題を十分に理解するためには、少なくともその文化に関する詳しい知識があれば良いのであろう。しかし、本書もそうであるが、いかなる本でもそのような知識を提供することは不可能である。

　例えば、北米の人々では目を合わさないことは失礼であるが、シーク教徒では男性が女性と長く目を合わせることは失礼である（例えば、北米の女性医師がシーク教徒の男性患者を診察する場合などが問題となる）。また、イスラム教徒では、女性が足や髪を見せることは挑発的であると考えられている（患者の行動は"非協力的"と医師に誤解されかねない）。これらのことに気づくまで、理解することはできない。

　しかし、役立つ実践的な秘訣がある。文化的背景の異なる人とうまくことが進まない場合は、文化的背景によるものか、あるいはその人特有のものかの二つの可能性がある。どの文化にも、へそ曲がりの人や気難しい人はいるものである。そして、「この問題は文化的な違いによるものではないだろうか？」と自問することが重要である。この疑問に答える唯一の方法は、同じ文化的背景のある別の人に予想されることを尋ね、そしてその問題となっている人がどのように考えているかを理解する手助けをしてもらうことである。例えば、コンコルディア地方では血液検査について話してはならないと一般的にされているが、コンコルディア地方出身の人であったとしても、その人が典型的なコンコルディア人であるかもしれないし、そうでないかもしれない。コンコルディア

地方出身の人を診察する場合、コンコルディア地方出身の人は血液検査について話されたくないと考えている可能性があることに気づく必要がある。そして、その人が典型的なコンコルディア地方出身の人かどうかを理解しようとするのがよい。

■基本原則－47
　文化的に異なる患者と問題が生じたのであれば、その問題は文化的背景の違いによることもあれば、そうでないこともある。そのことを理解する必要がある。

要 約

❶ 患者に判断能力がある場合、医療従事者の第一の責任は患者のためにある。
❷ 家族の意見と感情は重要である。しかし、患者ほど重要ではない。
❸ 家族の反応は、①患者と同じ反応である場合、②患者と同じ反応であるが、時期が異なる場合、③患者とは全く異なる反応の場合、がある。

参考図書
Cleese J, Skynner R. Families and how to survive them. London：Methuen, 1983

第7章 結　論

　本書の冒頭でも述べたように、悪い知らせを伝えることは医療従事者の仕事の中でも特有なものである。医療従事者であれば誰でも行うことであるにもかかわらず、医療従事者はこのことを十分には知らない。本書においては、医療従事者が患者と家族の悪い知らせへの対処を援助することができるように、悪い知らせを伝えることに関して論理的かつ一貫したアプローチを示したつもりである。本書に示した方法が、唯一論理的であり、全体の中で試され、最善であると主張しているわけではない。しかし、他に有効な方法がないのである。医療従事者のほとんどは、先輩たちを見てその方法を学んできた。手本となるものがない場合は、多くの失敗を重ねながら、試行錯誤をせざるを得なかった。悪い知らせを伝えることが、見よう見まねの学びや偶然の成り行きにまかせる時代は早く終わりを告げ、医療従事者の重要な仕事の一部として秩序と理論をもって定期的、かつ正式に教育されるようになることを願っている。
　最後に、本書を読み終えて、悪い知らせを伝えることが実際にいかに重要であるかを理解してくだされば幸いである。家族や自分自身が重篤な病気になった経験があれば、診断や予後について話す医師の姿がいかに大きく見えるかを知っているであろう。たとえ知り合いの医師であったとしても、緊張感と病気への恐怖のために医師の一言や一挙一動が重要であり、心配になってしまうのである。このことを行う医療従事者に対して、患者と家族が多くを期待するのは不思議ではない。悪い知らせを伝えることは、医療従事者としての能力全体が試されることになる。もしひどいやり方で行えば、患者や家族は医療従事者を決して許さないであろう。もしふさわしいやり方で行えば、患者や家族は医療従事者を一生忘れないであろう。

付録1 悪い知らせを伝えるアプローチを用いた面談

● 注　釈

　これは著者の1人と患者役の女優とのロールプレイの写しである。その女優は、精神科医であるPeter Maguire博士から、この役や類似した役の訓練を受けている。この面談はリハーサルや台本なしで行われ、教育コースにあるビデオ第1巻の最後に収録されている（付録の最後を参照）。したがって、これは患者との実際の面談の場面ではなく、ビデオでもすべてが模擬であることを説明している。しかしながら、5年間の教育期間中に医学生たちは、「どうやって実際の患者さんを撮影することができたのですか？」と何度も質問してきたのであった！

● シナリオ

> 　患者は23歳の女性で、急性骨髄性白血病と最近診断された。患者には軽度の疲労感、紫斑、喉の持続的な痛みがみられていた。血液検査では血小板の減少がみられ、腫瘍科病棟に移された。そして、骨髄検査により骨髄性白血病と診断され、以下のような専門医との面談が17分間ばかりの短い時間行われたのである。この施設は骨髄移植を行うことができる施設であり、患者の4人の同胞のうち1人が移植に適合していた。骨髄移植を受けた若い患者の場合、この面談がなされた時点では長期間に生存する可能性は約50%であった。

医師「お入りください。どうぞお掛け下さい。今のご気分はいかがですか？」
　　（第1段階：礼儀正しく振る舞い、環境を整え、開かれた質問から開始する）

患者「とっても心配しています。本当にそうなんです。でも、ここに座ったら落ち着きました。みんなが、専門医に会ったら何が起きているかわかるとしか言ってくれないものですから」

医師「特にどんなことについて心配しておられるのですか？」
　　（患者は明らかに心配しているが、その原因はまだ明確になっていない。

　　　　したがって、共感的な応答ではなく、開かれた質問をするのがよい。原
　　　　因は診断に関することかもしれない）

患者「そうですね。ここにいることと、検査の結果についてです」

医師「今まで、ご自分ではどのような病気だと思われてきましたか？どのよう
　　　なことを考えておられますか？」
　　（第2段階：患者がどの程度理解しているのかを知る）

患者「ええ、実際にわからないんです。つまり、何もかもが急に起こったもの
　　　ですから」

医師「それで・・・」
　　（患者に話を続けるよう促す）

患者「つまり、最初は喉が痛かっただけなのです。その後、何か具合が悪いと
　　　感じるようになりました。そして、『本当に変だ。どこかおかしいに違
　　　いない』と思うようになって、お医者さんに言ったのです。それで先生
　　　は血液検査を行い、そしてすぐにここに来ることになったのです。ここ
　　　に来たら、誰だって考えてしまいますよ」
　　（患者はおそらく病院の外にある『がん診療所』(Cancer Clinic)という表
　　　示を見たのであろう）

医師「どのようなことを考えておられたのですか？」
　　（患者が現状の深刻さを認識しているかどうかを、明らかにしようとして
　　　いる）

患者「ええ、ここに来た理由は非常にはっきりしています。先生は何が起きて
　　　いるかわかるでしょう。私はとても深刻な病気ではないかと思い始めて
　　　います。というのも、昨夜の家族の態度です。私達は、実際には何も話
　　　し合っていなかったのです」

医師「つまり、あなたは何か深刻なことが、起こっていると思っているのですね？」

患者「ええ、そうなんです。みんなが先生に診てもらうようにとだけ言うものですから」

医師「そうですね。もし何か深刻なことが起こっていたとしたら、そのことについて話して欲しいですか？何が起こっているかを詳しくお知りになりたいですか？もしそうでしたら、私が何が起こっているかをお話しますが？」
（第3段階：情報提供をしてよいかを明確にするために尋ねる）

患者「はい。検査の結果を知りたいのです」
（反応は明確である。患者は明らかに診断を知りたがっている）

医師「そうですね。残念ながら検査の結果は、何か深刻なことが起こっているようです。骨髄検査に大きな問題がありました。検査について覚えていますか？」
（第4段階："深刻"という言葉を使い始めることで、警告を試みている。これは、患者の「私はとても深刻な病気ではないかと思い始めています」という言葉に合わせたものである。診断を伝えるには、経過の順に"物語"のように説明するのがよい）

患者「ええ」

医師「その検査に大きな問題がありました・・・骨髄検査は痛かったでしょう？」
（骨髄検査の話をした時に患者はたじろいだ。おそらく痛かったのであろう。そのことを認めることは重要である）

患者「はい」

医師「その検査で悪いところがわかりました。骨髄に問題があったのです。この病気は、急性骨髄性白血病と言われているものです。悪性の病気で、骨髄のがんのようなものです。そのために、具合が悪かったり、喉が痛かったりしたのです・・・」
　　（情報を少しずつ提供している。患者はこの話が終わる頃には、黙り込み、ひどく怖がっていた。患者はすでに悪い知らせに反応していた。情報を提供すると同時に、第5段階である患者の感情へ応答する）

医師「残念なことですが、つらいですね」
　　（患者の表情に応じて共感的な応答をする）

患者「うーん・・・はい・・・」

医師「白血病についてお聞きになったことはありますか？」
　　（患者が心配していることを明らかにする）

患者「はい。聞いたことはありますが・・・」

医師「どのようにお聞きになっていますか？」

患者「誰もが知っている言葉だとは思いますが・・・。学校に女の子がいて、その子が白血病になりました。彼女は本当に元気がなかったのです。治療のせいで、彼女は全く変わり果ててしまいました」

医師「どのように変わったのですか？」

患者「治療が始まってから、よくはわからないのですが、彼女は変わってしまったのです。彼女は非常に太ってしまいました」

医師「手や足は細いのに、顔が丸くなったということですか？」
　　（小児におけるリンパ性白血病にはステロイドホルモンが使用される）

患者「そうでした」

医師「そうですね。そのようなことは、おそらくあなたには起こらないと思います。子どもの白血病とは、少し違うからです。私達は強い治療薬を使うことをお勧めしますが、それにはそのような副作用はありません。白血病はたちの悪い病気ですので、良くなるためには強い治療が必要です。私達は治療によって良くなることを確信しています。つまり、白血病をやっつけて、あなたが良くなって、健康な生活を送れるようになる可能性は非常に高いと思います。それで、私達は治療に対して非常に積極的なのです」
（診断名を伝え終わったので、今後の治療計画の概要について述べている）

患者「先生の言われる『白血病をやっつける』という意味がわかりませんが」
（必要としている情報を明確にしている）

医師「現時点で、私達は白血病を完全に治すことができると100％保証することはできません。しかし、強い治療薬を数回繰り返すことにより、白血病をやっつけて、あなたが良くなるようにする可能性は非常に高いのです。私達ができることは、そのようなことです」

患者「そうでしたら先生は、『深刻である』と言われたんですが、それでは・・・その・・・つまり・・・死なないということでしょうか・・・」
（患者はこれまでに病気と治療に関して、さまざまな心配事を表現してきた。今は死への恐怖について述べている）

医師「もちろん、すぐに死ぬようなことは絶対にありません。あなたが良くなる可能性は非常に高いのです。いったん、"寛解"といわれる良くなった状態になれば、今後の経過と見通しについて、もっと詳しくお話することができます。つまり、完全に良くなる可能性は十分にあります・・・このようなことをお聞きになるのは、つらいことですね」
（治療の開始時期に患者が亡くなる可能性は、このような若い患者では低

　　　　い。しかし、医師はその可能性を除外してはいない。患者は死への恐怖
　　　　を感じるのは当然なことであるということに、今は気づいている）

患者「それはちょうど・・・何が起こっているかを知れば、良いこともあり
　　　ますが・・・同時に本当に心を悩まされることにもなります」

医師「ずっと心を悩まされてきましたか？」

患者「そうです。このようなところに来て、そのような治療を開始するとは、
　　　誰も何も言ってくれませんでした。本を読むことも・・・テレビを見る
　　　ことも、何もかも落ち着いてすることができなくなっていたのです。全
　　　てのことが、ささいなことやくだらないことのように思えて。ただ知り
　　　たかったんです・・・。そして今わかりました」

医師「近い将来、死ぬかもしれないと考えたことはありましたか？それが心の
　　　中にあることの1つですか？」

患者「ええ、本当にそうでした。お話を伺って安心すべきですが・・・」

医師「それでは、四六時中とても心配しておられたのですね」

患者「そうです」

医師「ところで、家にはどなたかおられますか？家にいる時によく話をされる
　　　方は誰ですか？」
　　　（第6段階である計画を立てる。援助に協力できる人を確認する）

患者「ボーイフレンドと住んでいます。彼は毎日来てくれます。ここに来ると、
　　　さまざまなことを教えられます。病気になること、不幸な人生、死ぬこ
　　　と・・・そして治療によって時に悪くなることなど・・・」

医師「どういう意味ですか・・・治療を受けた人を見た今までの経験から、治

療しても悪くなると思っておられるのですか？」

患者「治療を受けた人を見てそう思いました・・・。先生は先ほど強い治療をする必要があると言われましたが、どういうことか正確に話していただけませんか？」

医師「わかりました。治療には大変な副作用があり、それを否定はしません。治療後の短期間に気分が悪くなったり、吐気を感じたりすることがあります。その場合、これらの症状を抑える薬をだします」
（事実に基づいた応答）

患者「ここの病棟に入院した人で、気分が悪いのを抑えるために、より多くの薬を必要としていました」

医師「残念ながら、そういう場合も時にはあります。そのようにならないと言うことはできません・・・」
（偽った保証をすることは避ける）

医師「・・・しかし、気分が悪くなることを、最小限に抑えることができるようになってきています。あなたにそのような症状がみられても、それを抑えることがおそらくできると思います」

患者「でも、何人かの人が話しているのを聞きました・・・」

医師「ええ、それで・・・」
（不安について話すように許可を与えている）

患者「その人たちは、『治療をやめたい』、『我慢する価値はない』、『余計に気分が悪くなった』、『ほっといて欲しい』、『実験台にされている』、『チューブのように、次から次に詰め込まれる』などと言っていました。どうしてこんなに多くの質問が浮かんでくるのかよくわからないのです」

医師「1つずつ順番に本格的に話し合いましょう。治療は非常にきついです。別の種類のがんでは、治療する価値がないとか、実際に効く可能性がないと言う人がいます。しかし、急性骨髄性白血病に関しては、もし私があなたと同じ立場だったら、たとえ気分が悪くなることがあっても、治療する価値は必ずあると心から思います。たとえ危険が伴ったり、気分が悪くなったりしても、"寛解"といわれる良くなった状態になったり、病気が完全に良くなったりする可能性は十分にあると考えています。これが治療に関する概要ですが、私の言っていることを理解していただけましたか？」
（情報が伝わったかどうかを確認する）

患者「わかっていると思います」

医師「私の言いたいことは、治療は決して楽ではないということです。もし私が、『治療は楽ですよ』、『苦もなくやっていけます』、『心配しなくてもいいですよ』と言ったとしたら、嘘をつくことになり、本当のことを話していないことになります。そのようにしたら、私はあなたから憎まれることになるでしょう。きつい治療ですが、白血病を良くしたり、完全に治したりする可能性は十分に高いのです。ですから、私はあなたに治療を勧めているのです。もちろん、今すぐ決心することは、あなたにとって良いとは思いません。おそらく、いくつかの点について話し合うのが良いと思いますが・・・」

患者「そうですね。お話を聞いていると、実際はあまり選択の余地がないようですね・・・。治療を受けるのがおそらく良いのでしょうね」

医師「ええ、私もそうだと思います。でも、私個人の意見であり、あくまで私が良いと思うことを話しており、勧めているのです。警察官のように無理矢理にというわけではありません」
（状況を要約する）

医師「私達の思っていることをお話しますが、あなたがボーイフレンドにこの

ことを相談するのは、おそらく良くないのではないかと思っているのですが・・・。場合によっては、彼に来てもらって一緒に相談する方が良いかもしれません。その方があなたにとって心強いかもしれませんね」
(今後の計画を立てる)

患者「それは良い考えだと思います。私が彼に話したら、私が彼を心配しないといけないですもの」

医師「彼にとってショックなので、彼を援助しなければならないと思われるのですね」

患者「・・・ええ」

医師「お母さんやお父さんにはどうされますか？」

患者「先週の半ばまで、私がここに来ることは両親には話していなかったんです。ここに来るという事実を受け入れるのに時間が必要でした。それで、両親に電話して来てもらい、昨晩会いました。両親はボーイフレンドと一緒にいます。多分、今晩一緒に来ると思います。先生はみんなに会っていただけますか、それとも・・・？」

医師「そうですね。あなたが希望されるのでしたら、あなた方4人一緒にお会いすることは構いませんよ。私の方には何の問題もありません。援助してくれる方がより多い方が、あなたも後に話がしやすくなるのでしたら・・・」
(第6段階の計画は明確になった)

患者「ええ。良い考えだと思います」

医師「それでしたら、今晩お会いするのはいかがでしょうか？あなた方4人全員に、今晩お話ししましょう。おそらく、きっと気になる質問が多くあると思います。質問したいことがありましたら、遠慮せずにメモしてお

いて下さい」
　　　（患者は黙っている）

医師「今、他に何か質問はありませんか？」
　　　（第6段階の最後において、「今、話し合っておくべき重要なことがありますか？」と尋ねることは必須である）

患者「いつも気になっている質問が1つだけあるんです・・・。なぜ私が病気になったんでしょうか？」
　　　（患者は泣き始める）

医師「そうですね。その答えは私達にも全くわかりません」
　　　（医師は患者に近づき、ティッシュを手渡す。患者に直接的に応答している。患者は白血病の原因について心配しているようであり、罪悪感を感じているようであった。開かれた質問の方が良いかもしれない）

患者「（泣きながら口早に）私にはそれがわからないんです」

医師「全くの不運としか言いようがありません。あなたが何かをしたとか、何のせいであるとか、誰かのせいであるとか、何か毒のせいであるとか、そういったことではありません。本当に運が悪かったとしか言いようがありません。しかし、今日ではあなたを"寛解"といわれる良くなった状態にしたり、病気を完全に良くしたりするために、私達は多くのことができるようになっているということに目を向けることが大切です。本当につらい時だとは思いますが、あなたもそれを信じてがんばって下さい」
　　　（共感的に応答し、見捨てられていないことを示している）

患者「ええ、本当にそうですね」

医師「よろしいですね」

「悪い知らせを伝える」講座 (Breaking Bad News course) の基となった教育

ビデオは、カナダやアメリカでは Telegenic Videos, 20 Holly Street #300, Toronto, Ontario, Canada M4S 3B1から、イギリスでは Linkward Productions, Shepperton Studio Centre, Studios Road, Shepperton, Middlesex TW17 0QD, England から販売されている。

付録2 Ground Rules

Ground Rule 1

When it comes to anticipating a patient's reaction, there is only one safe assumption - it is not safe to assume anything!

Ground Rule 2

Bluffing sometimes works in exams - but usually not in real life.

Ground Rule 3

"Let the people speak!" Then show you've heard.

Ground Rule 4

When breaking bad news sit down (unless it is absolutely impossible to do so).

Ground Rule 5

Only interrupt the patient if you absolutely have to.

Ground Rule 6

Silence is golden.

Ground Rule 7

Hostile and judgmental responses come easily to hand - but they carry a high price later.

Ground Rule 8

Premature reassurance - without acknowledgment of the patient's feelings - doesn't reassure.

Ground Rule 9

Strong emotions make communication impossible if you try to ignore them. Always try to identify and then acknowledge strong feelings - whether they are the patient's or yours.

Ground Rule 10

Empathic responses are shortcuts. Use them if you are sure where you are going. If you are not sure, use open questions until you are clear about what the patient is feeling and why.

Ground Rule 11

Both the open question and the empathic response place considerable demands on your energy. Using an open question requires more effort as you listen to the patient's response; the empathic response requires your concentration as you frame it.

Ground Rule 12

If you can't answer a question, don't try.

Instead, it is always possible to act as the patient's advocate - listen to the question and take it elsewhere for further information.

Ground Rule 13

Always try to get the physical setting right: if you do so you will, first, reassure yourself (because you are in control, and doing something with which you are familiar) and, second, reassure your patient (because you look more relaxed, and seem to know what you are doing).

Ground Rule 14

It is not essential to state your own agenda: but it is essential to have one (or at least part of one).

Ground Rule 15

The competent and informed patient has the right to accept or reject any of your suggestions and to express any emotions in any way (within the law!).

Ground Rule 16

Clarification is an essential part of education.

Ground Rule 17

The management plan includes the management of the medical condition and forms part of the support of the patient.

Ground Rule 18

To support a patient you do not have to agree with the patient's point of view, but you do have to listen to it and identify what the patient is saying.

Ground Rule 19

No interview is complete without a summary-and-contract.

Ground Rule 20

When a patient receives bad news, the range of normal reactions is wide.

Ground Rule 21

Ground Rules for Unacceptable Behavior:
- Give as much latitude as you can.
- Try to stay calm, and speak softly.
- Be gentle while you're being firm.

Ground Rule 22

If you think a problem is unfixable but cannot be sure, ask someone else.

Ground Rule 23

The more difficult the situation is, the more important it is to stick to the basic rules.

Ground Rule 24

In the event of conflict, try to act (on clinical judgment) and not to react (to the conflict).

Ground Rule 25

Some patients, when life hands them a lemon, learn to make lemonade.

Ground Rule 26

With a quest, don't look at what the patient is doing for the quest, look at what the quest is doing for the patient.

Ground Rule 27

When the patient is extremely anxious, do not overcompensate by being over-reassuring. (Another example of the rule: "act, do not react.")

Ground Rule 28

If things do not improve, get some help.

Ground Rule 29

Guilt about the illness is almost always useless to the patient (though it may occasionally have a secondary value in affecting future behavior).

Ground Rule 30

Don't ignore any talk of suicide. Obtain the assessment of someone experienced in the field.

Ground Rule 31

Severe depression related to physical illness is usually treatable.

Ground Rule 32

Don't be pressured into promising the moon (unless you happen to be able to deliver it).

Ground Rule 33

In responding to overdependency, try to reinforce a contractual relationship that increases the patient's sense of self-reliance.

Ground Rule 34

If the patient cries, offer tissues or a handkerchief.

Ground Rule 35

When responding to Why me? you do not need to answer straightaway - ask first.

Ground Rule 36

Threats of any kind makes it difficult to behave normally and easily. If at all possible try to appear calm even if you do not feel it, and try to respond to the emotion underneath the threat, not to the threat itself. If you are stuck, get help.

Ground Rule 37

When it comes to humor, respond to the patient's humour, don't inflict your own - a pre-emptive strike can go badly wrong.

Ground Rule 38

Beware of excessive praise - disaster is usually around the corner. As with responding to a threat, you may neutralize subtle pressures by acknowledging them overtly.

Ground Rule 39

(1) You have to give the patient the right sort of idea – "the ballpark figure." (2) You have to be aware that your answer will be remembered (possibly inaccurately) for a kong time.

Ground Rule 40

Uncertainty is highly unpleasant. It will help your patient if you acknowledge this fact.

Ground Rule 41

The stronger the family ties (helpful or unhelpful), the more intense will be the family's reactions (helpful or unhelpful).

Ground Rule 42

If the patient is mentally competent, your primary obligation is to uphold the rights and choices of the patient, not the family.

Ground Rule 43

Even though they have a lower priority than the patient, family members may be very important. Whenever possible try and work with them, not against them.

Ground Rule 44

If you are feeling guilty, talk to someone (but not the patient).

Ground Rule 45

Rule for the "brush-off" - do not do it.

Ground Rule 46

If you are getting overwhelmed, talk to someone. Anyone.

Ground Rule 47

If problems occur between you and a person of a different cultural background, they might be caused by cultural differences or they might not. You have to find out.

付録3 参考文献

1. Maynard D. On clinicians co-implicating recipients' perspective in the delivery of diagnostic news in talk at work: social interactions. In:Drew P,Heritage J, eds. Institutional settings. Cambridge: Cambridge University Press (in press)
2. de Sorbière S. 1672. Advice to a young physician respecting the way in which he is to conduct himself in the practice of medicine, in view of the indifference of the public to the subject, and considering the complaints that are made about physicians. Quoted in: Katz J, The silent world of doctor and patient.New York: Free Press, 1984:10-12
3. Oken D. What to tell cancer patients. JAMA 1961; 175:1120-8
4. Kline NS, Sobin J. The psychological management of cancer patients. JAMA 1951; 146:1547-51
5. Pratt L, Seligman A, Reader RU. Physicians' views on the level of medical information among patients. Am J Public Health 1957; 47:1277-83
6. Hinton J. Whom do dying patients tell? BR Med J 1980; 281:1328-30
7. Finesinger JE, Shands HC, Abrams RP. Managing emotional problems of cancer patient. CA Bull Can Prog 1953; 3:19-31
8. Mackenzie TB, Popkin MK. Suicide in the medical patient. Int J Psychiatry in Medicine 1987; 17:3-22
9. Jones S. Telling the right patient. Brit Med J 1981; 283:291-2.
   Henriques B, Stadil F, Baden H. Patient information about cancer.
   Acta Chir Scan 1980d; 146:309-11. Cassileth BR,Zupkis RV, Sutton-Smith K, March V. Information and participation preferences among cancer patients. Ann Int Med 1980; 92:832-6
10. Ley P. Communicating with patients - improving communication satisfaction and compliance. London: Croom Helm, 1988. Kelly WD, Friesen SR. Do cancer patients want to be told? Surgery 1950; 27:822-6
11. McIntosh J. Processes of communication, information seeking and control associated with cancer - a selective review of the literature. Soc Sci Med 1974; 8:167-87
12. Northouse P, Northouse LLO. Communication and cancer: issues con-

fronting patients, health professionals and family members. J Psychosocial Onc 1987; 5:17-45
13 Novack DH, Plumer R, Smith RL, et al. Changes in physicians' attitudes toward telling the cancer patient. JAMA 1979; 241:897-900
14 Billings A. Sharing bad news in out-patient management of advanced malignancy. Philadelphia: Lippincott, 1985
15 Maynard D. Bearing bad news in clinical settings. In: Dervin B, ed. Progress in communication sciences. Norwood: Ablex, 1991
16 Anonymous. In cancer, honesty is here to stay [Editorial]. Lancet 1980; 1:245
17 Simpson MA. Therapeutic uses of truth in the dying patient (Wilkes E, ed.). Lancaster: MTP Press, 1982:255-62
18 Buckman R. Breaking bad news - why is it still so difficult? Br Med J 1984; 288:1597-9
19 Reiser DE, Schroder AK. Patient interviewing: the human dimension. Baltimore: Williams & Wilkins, 1980:3-84
20 Buckman R. I don't know what to say - how to help & support someone who is dying. Toronto: Key Porter, 1988
21 Ibid.
22 Kubler-Ross E. On death and dying. New York: Free Press, 1969
23 Becker E. The denial of death. New York: Free Press, 1973
24 Ben-Sira Z. The function of the professional's affective behavior in client satisfaction. J Health Soc Behav 1976; 17:3-11
25 Baron RJ. An introduction to medical phenomenology: I can't hear you when I'm listening. Ann Int Med 1985; 103:606-11
26 Beckman HB, Frankel RM. The effect of physician behavior on the collection of date. Ann Intern Med 1984; 101:692-6
27 Comstock LM, Hooper EM, Goodwin JM, Goodwin JS. Physician behaviors that correlate with patient satisfaction. J Med Education 1982; 57:105-12
28 Stiles WB, Putnam SM, Wolf MH, James SA. Interaction exchange structure and patient satisfaction with medical interviews. Med. Care 1979; 17:667-9
29 Korsch BM, Gozzi EK, Francis V. Gaps in doctor-patient communication. Pediatrics 1968; 42:855-70
30 Hall JA et al. Communication of affect between patient and physician. J Health & Soc Behav 1981; 22:18-30

31 Stewart MA. Factors affecting patient's compliance with doctor's advice. Can Fam Phys 1982; 28:1519-26
32 Barnlund DC. The mystification of meaning: doctor-patient encounters. J Med Educ 1976; 91:898-902
33 Wilson D. Communication and the family physician. Can Fam Phys 1980; 26:1710-16
34 Snyder D et al. Doctor-patient communication in a private family practice. J Fam Pract 1980; 3:271-6
35 Ley P, Spelman MS. Communicating with the patient. London: Staples Press, 1967
36 Dworkin G. Paternalism. In: Reiser SJ, ed. Ethics in medicine. Cambridge, MA: MIT Press, 1977
37 Weston WW, Brown JB. In: The importance of patient' beliefs. Stewart M, Roter D, eds. Communicating with medical patients. Newbury Park: Sage Publications, 1989:77-85
38 Veatch R. Models for ethical medicine in a revolutionary age. In: Hastings Center Report 2(3). New York: Institute of Ethics and Life Science, Hastings-on-Hudson, 1972
39 Bates R. The fine art of understanding patients. 2d ed. Oradell, NJ: Medical Economics, 1968
40 Kason Y. Enhancing the doctor-patient relationship in medical interviewing skills course. Year I curriculum handbook. Toronto: U of T Faculty of Medicine, 1985
41 Mount B: personal communication
42 Hall ET. The silent language. New York: Doubleday, 1959 (repr. 1981, Anchor); chap. 10
43 Older J. Teaching touch at medical school. JAMA 1984; 252:931-3
44 Larsen KM, Smith CK. Assessment of nonverbal communication in the patient-physician interview. J. Fam. Pract. 1981; 12:481-8
45 Bendix T. The anxious patient. London: Livingstone, 1982
46 Maynard D. Bearing bad news in clinical settings. In: Dervin B, ed. Progress in communication sciences. Norwood: Ablex, 1991
47 Korsch B, Negrete VF. Doctor-patient communication. Sci Am 1972; 227:66-9
48 Lind SE, Delvaccio MJ, et al. Telling the diagnosis of cancer. J Clin Oncol

1989; 7:583-9
49　Goldie L. The ethics of telling the patient. J Med Ethics 1982; 8:128-33
50　Jones S. Telling the right patient. Brit Med J 1981; 283:291-2
51　Maynard D. Notes on the delivery and reception of diagnostic news regarding mental disabilities. In: Helm DT, Anderson T, Meehan JA, Rawls AW, eds. Directions in the study of social order New York: Irvington, 1989
52　Premi JN. Communicating bad news to patients. Can Fam Physician 1981; 27:837-41
53　Lovestone S, Fahy T. Phychological factors in breast cancer. Br Med J 1991; 302:1219-20
54　Buckman R, Doan B. Enhancing the quality of life of the cancer patient and the oncologist: referrals to the psychologist - who and when? In: Cancer in Ontario. Toronto: Ontario Cancer Treatment & Research Foundation, 1991:78-86
55　Cassell E. Hope as the enemy [Lecture]. Toronto, March 1990
56　Ingelfinger F. Arrogance. N Engl J Med 1980:1507-11
57　Marks IM. Fears and phobias. London: Heinemann Medical, 1969
58　Greene SM, O'Mahony PD, Rungasamy P. Levels of measured hopelessness in physically-ill patients. J Psychosom Res 1982; 26:591-3
59　Petty F. Depression and medical/surgical illness: "Who wouldn't be depressed?" Primary Care 1987; 14:669-83
60　Maguire PG, Kee EG, Bevington DJ, et al. Psychiatric problems in the first year after mastectomy. Br Med J 1978; 1:963-5
61　Snyder S, Strain JJ, Wolf D. Differentiating major depression from adjustment disorder with depressed mood in the medical setting. Gen Hosp Psych 1990; 12:159-65
62　American Psychiatric Association. Diagnostic and statistical manual of mental disorders. 3d ed, revd. Washington: American Psychiatric Association, 1987:222-3
63　Mackenzie TB, Popkin MK. Suicide in the medical patient. Intl J Psychiatry in Medicine 1987; 17:3-22
64　Hietanen P, Lonnqvist J. Cancer and suicide. Ann Oncol 1991; 2:19-23
65　Evans DL, McCartney CF, Haggerty JJ, et al. Treatment of depression in cancer patients is associated with better life adaptation: a pilot study.

Psychosom Med 1988; 50:72-6
65a Evans C, McCarthy M. Prognostic uncertainty in terminal cancer: can the Karnofsky Index help? Lancet 1985; 1:1204-6
66 From the film "Clockwise" (1985) by Michael Frayn, starring John Cleese
67 Buckman R. Communication in palliative care. In: Doyle D, Hanks GW, MacDonald N, eds. Oxford Textbook of Palliative Medicine. Oxford: Oxford University Press, 1992
68 Grollman EA, ed. Explaining death to children. Boston: Beacon Press, 1967
69 Slavin LA, O'Malley JE, Koocher GP, Foster DJ. Communication of the cancer diagnosis to pediatric patients: impact on long-term adjustment. Am J Psychiatry 1982; 139:179-83
70 Frankel V. Man's search for meaning. New York: Washington Square Press, 1985
71 Worden W. Grief counselling and grief therapy. London: Tavistock Publication, 1984
72 Korsch B, Negrete VF. Doctor-patient communication. Sci Am 1972; 227:66-9. Maynard D. On clinicians co-implicating recipients' perspective in the delivery of diagnostic news in talk at work: social interactions. In: Drew P, Heritage J, eds. Institutional settings. Cambridge: Cambridge University Press (in press)
73 Maynard D. On clinicians co-implicating recipients' perspective
74 Gerber LA. Married to their careers. London: Tavistock Publications, 1983
75 Billings A. Sharing bad news in out-patient management of advanced malignancy. Philadelphia: Lippincott, 1985

著者紹介

ロバート・バックマン博士　Robert Buckman, MD, PhD

カナダのトロント・サニーブルック地域がんセンターのメディカル・オンコロジスト（がん専門医）、トロント大学内科学教授。

1972年英国ケンブリッジ大学医学部卒業。英国ロイヤル・マーズデン病院で腫瘍学を研修。1985年カナダに移住。

過去20年間、英国やカナダで「Where There's Life」、「Magic of Medicine?」、「Vital Signs」などの科学・医学番組に出演し好評を得ている。

著書に「I Don't Know What to Say-How to Help and Support Someone Who is Dying」（邦訳「死にゆく人と何を話すか」メヂカルフレンド社）、「What You Really Need to Know About Cancer-A Comprehensive Guide for Patients and Family」など多数。悪い知らせを伝えることなど、医師用のコミュニケーション技術に関する講座のCD-ROMを1998年に制作。自叙伝「Not Dead Yet-The Unauthorized Autobiography」を1999年に出版。現在、「What You Really Need to Know About Cancer」のビデオを制作中である。

監訳者紹介

恒藤　暁

1985年	筑波大学医学専門学群　卒業
1987年	淀川キリスト教病院　ホスピス医員
1993年	英国 St Christopher's Hospice にて研修
1995年	淀川キリスト教病院　ホスピス長（部長）
2001年	大阪大学大学院　人間科学研究科　助教授
2006年	大阪大学大学院　医学系研究科　教授

現在に至る

学会活動　日本緩和医療学会　理事長
　　　　　日本ホスピス緩和ケア協会　理事
　　　　　日本死の臨床研究会　世話人
　　　　　日本選択理論心理学会　副会長

著書　「緩和ケアエッセンシャルドラッグ」（医学書院）、「緩和ケア」（医学書院）、「緩和ケアマニュアル（第5版）」（最新医学社）、など多数

・本書の複製権・翻訳権・上映権・譲渡権・公衆送信権（送信可能化権を含む）は株式会社診断と治療社が保有します．
・JCOPY 〈(社)出版者著作権管理機構　委託出版物〉
本書の無断複写は著作権法上での例外を除き禁じられています．複写される場合は，そのつど事前に，(社)出版者著作権管理機構（電話 03-3513-6969，FAX 03-3513-6979，e-mail: info@jcopy.or.jp）の許諾を得てください．

真実を伝える
コミュニケーション技術と精神的援助の指針　　　ISBN 978-4-7878-0370-2

2000 年 2 月 1 日	初版第 1 刷発行
2011 年 4 月 11 日	初版第 6 刷発行

原 著 者	Robert Buckman, M.D.（ロバート バックマン）
監 訳 者	恒藤　暁（つねとう さとる）
翻 訳 者	前野　宏，平井　啓，坂口幸弘
発 行 者	藤実彰一
発 行 所	株式会社　診断と治療社
	〒100-0014　千代田区永田町 2-14-2 山王グランドビル 4 階
	TEL　03-3580-2770（営業）　　03-3580-2750（編集）
	FAX　03-3580-2776　　　　　　振替　00170-9-30203
	E-mail: eigyobu@shindan.co.jp（営業）
	hen@shindan.co.jp（編集）
	http://www.shindan.co.jp/
ブックデザイン	柴田徳良
印刷・製本	株式会社加藤文明社

Ⓒ　2000 by SHINDAN TO CHIRYO SHA, Inc., Printed in Japan.
乱丁・落丁の場合はお取り替えいたします．